Akanksha Mishra
Suhas K

Perfil de emergência do implante

Akanksha Mishra
Suhas K

Perfil de emergência do implante

Imprint

Any brand names and product names mentioned in this book are subject to trademark, brand or patent protection and are trademarks or registered trademarks of their respective holders. The use of brand names, product names, common names, trade names, product descriptions etc. even without a particular marking in this work is in no way to be construed to mean that such names may be regarded as unrestricted in respect of trademark and brand protection legislation and could thus be used by anyone.

Cover image: www.ingimage.com

This book is a translation from the original published under ISBN 978-620-8-01155-0.

Publisher:
Sciencia Scripts
is a trademark of
Dodo Books Indian Ocean Ltd. and OmniScriptum S.R.L publishing group

120 High Road, East Finchley, London, N2 9ED, United Kingdom
Str. Armeneasca 28/1, office 1, Chisinau MD-2012, Republic of Moldova, Europe
Printed at: see last page
ISBN: 978-620-8-34372-9

ÍNDICE

INTRODUÇÃO

A implantologia dentária sofreu avanços notáveis, evoluindo de um campo de um só nicho para uma solução generalizada para pacientes edêntulos ou parcialmente edêntulos. A substituição de dentes em falta por implantes dentários evoluiu de um conceito revolucionário para um procedimento clínico de rotina, prometendo um restauro funcional e estético. Embora o sucesso dos implantes dentários seja frequentemente medido em termos de osseointegração e estabilidade protética, o perfil de emergência surgiu como um fator crítico que influencia os resultados funcionais e estéticos da terapia com implantes. À medida que se intensifica o enfoque na obtenção de resultados óptimos, o perfil de emergência - um elemento crítico, mas frequentemente subvalorizado - ganhou proeminência na implantologia dentária.

O perfil de emergência refere-se à parte visível da restauração de implante dentário que emerge do tecido mole, estendendo-se desde o ombro do implante até à restauração final. Este perfil influencia significativamente o aspeto natural da reconstrução protética, tendo impacto em factores como o contorno gengival, a formação da papila e a harmonia estética geral com os dentes naturais adjacentes.

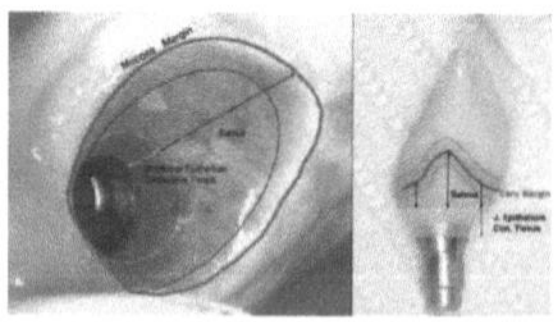

Anatomia do perfil de emergência do implante

A compreensão e o conceito de perfil de emergência foram durante muito tempo ocultados devido ao facto de a biomecânica e o aspeto da osteointegração serem os principais factores determinantes de uma prótese sobre implantes bem sucedida. No entanto, tem havido uma mudança lenta e constante nas expectativas a longo prazo em relação a uma prótese sobre implantes, o que levou à expansão do foco e à inclusão dos tecidos moles peri-implantares como um fator importante que influencia o plano de tratamento.

Uma compreensão profunda dos tecidos moles peri-implantares é a base fundamental dos conceitos que regem o perfil de emergência. A interface precisa e complexa da gengiva, mucosa e osso subjacente influencia significativamente o sucesso estético e funcional final dos implantes dentários. A compreensão desta intrincada inter-relação entre os tecidos e a estrutura óssea fornece informações valiosas sobre a forma como diferentes factores contribuem para a complexidade do perfil de emergência.

O perfil de emergência é, sem dúvida, fundamental para alcançar excelentes resultados estéticos. Mas a sua importância vai muito para além do mero valor estético. Um perfil de emergência cuidadosamente planeado e executado ajuda na estabilidade dos tecidos peri-implantares, facilita uma melhor higiene oral e até o bem-estar psicológico do paciente. O seu impacto global enfatiza a importância de uma abordagem abrangente para obter uma emergência tão boa quanto possível.

O equilíbrio entre forma e função é a chave definitiva para um perfil de emergência ótimo. Também temos de ter em conta os princípios biomecânicos. É imperativo um conhecimento profundo das forças exercidas sobre os implantes dentários durante a função e o seu impacto nos tecidos moles circundantes, uma vez que alcançar esta harmonia entre a função e a estética é um processo dinâmico com elevada exigência de planeamento meticuloso e execução precisa.

As bases para um perfil de emergência protético ótimo são lançadas durante a primeira parte da execução, ou seja, a fase cirúrgica da colocação do implante. A atenção aos detalhes durante a colocação do implante, a preservação dos tecidos peri-implantares e o desenho estratégico da incisão são componentes integrais de um perfil de emergência bem planeado.

Seguem-se os princípios protéticos que moldam a componente visível de um perfil de emergência sólido. A restauração protética forma o componente visível e influencia fortemente o resultado global. Os princípios protéticos relacionados com o contorno da coroa, a seleção do material e a emergência da restauração dos tecidos moles são considerações importantes. É possível obter um perfil de emergência harmonioso alinhando os princípios protéticos com os objectivos cirúrgicos. Os avanços no aumento dos tecidos moles também aumentaram as possibilidades de alcançar um perfil de emergência ótimo.

As considerações estéticas na conceção do perfil de emergência envolvem uma mistura meticulosa de arte e ciência. A cor do dente, o contorno, o biótipo gengival e a arquitetura são alguns dos principais factores que contribuem para o aspeto final da prótese. É essencial um conhecimento profundo dos princípios do design do sorriso, da ciência da cor e das preferências do paciente para satisfazer os requisitos funcionais e estéticos.

Há uma miríade de inovações a moldar o futuro da gestão do perfil de emergência. O panorama em rápida evolução da tecnologia dentária oferece métodos e ferramentas inovadoras que ajudam a alcançar a precisão desejada dos resultados do perfil de emergência. Desde impressões digitais e desenho assistido por computador até à prototipagem rápida, estas novidades tecnológicas permitem aos médicos visualizar, planear e executar perfis de emergência com uma precisão sem precedentes.

Uma abordagem centrada no doente é a que conduz a uma gestão eficaz do perfil de emergência. Para tal, é necessário ter em conta as expectativas, as preferências e os aspectos psicológicos. Um tratamento colaborativo deve incluir o consentimento informado, a educação do doente e um processo de tomada de decisão partilhado. Da mesma forma, uma abordagem colaborativa entre várias disciplinas dentárias também é crucial. Os cirurgiões, os protésicos e os técnicos de prótese dentária devem colaborar de forma construtiva para obter o resultado pretendido, assegurando simultaneamente uma abordagem integrada.

SÍNTESE HISTÓRICA DOS CONCEITOS DE PERFIL DE EMERGÊNCIA

O termo "perfil de emergência" surgiu após ter sido utilizado pela primeira vez em 1977 por Stein e Kuwata para descrever os contornos do dente e da coroa à medida que atravessavam os tecidos moles e ascendiam em direção à área de contacto interproximal e à altura do contorno facial e lingual. [1]

Uma análise fotográfica de dentes naturais efectuada por Croll no ano de 1990 confirmou que a maioria dos perfis de emergência são relativamente rectos. Ele descobriu que as convexidades estavam presentes nos incisivos e caninos superiores palatalmente e nos incisivos inferiores lingualmente, quando vistos na direção mesiodistal.

A presença de concavidades foi observada regularmente na face distal das cúspides, na face mesial dos primeiros pré-molares superiores e na face mesial dos primeiros molares. Entretanto, concluiu que, no terço gengival, os dentes apresentam perfis de emergência retos.[2,3]

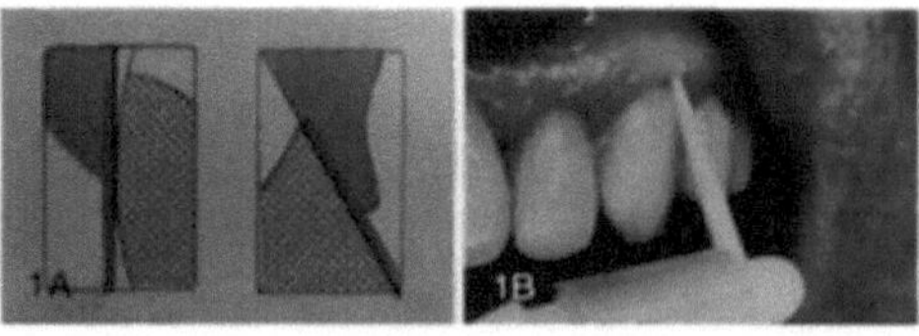

A. Aparelho de higiene oral reto e perfil de emergência reto e curvo. A curva e a linha reta só se encontram numa tangente na ilustração da esquerda. B. adaptação conveniente do aparelho de higiene oral e perfil de emergência do canino

Concluiu também que a seleção de um perfil de emergência reto durante o fabrico da restauração facilita procedimentos orais eficazes ao proporcionar uma aproximação ao sulco gengival.[3]

Neale e Chee, em 1994, foram os primeiros a descrever uma técnica para esculpir cirurgicamente os tecidos moles à volta de um implante. Descreveu uma técnica que permite o desenvolvimento personalizado do perfil dos tecidos moles como a fase de restauração provisória que pode ser modificada antes do fabrico da prótese definitiva. Embora esta técnica permitisse o controlo dos tecidos moles à volta de uma restauração provisória personalizada que pode otimizar o resultado estético, o tempo total de tratamento aumenta consideravelmente devido à alteração dos tecidos moles.[4]

As técnicas publicadas mais recentemente centram-se em várias abordagens cirúrgicas e não cirúrgicas para ajudar a obter um perfil de emergência ótimo, se não ideal. Embora não exista um método claro para criar um perfil de emergência anatómico para um implante, um estudo e uma revisão cuidadosos da literatura atual podem ajudar o clínico a compreender melhor e até a desenvolver formas únicas de conseguir uma restauração mais estética.

O epitélio gengival que envolve o dente natural é composto por três tipos principais de epitélio, nomeadamente, epitélio juncional, epitélio sulcular oral e epitélio oral. O epitélio juncional é um tecido não queratinizado que possui vários mecanismos de defesa como endocitose, auto-limpeza e atividade quimiotáctica. A gengiva também forma uma ligação forte e impenetrável com o dente que actua como um selo para o ambiente externo. Isto é conseguido através da "largura biológica" que se estende desde o fundo do epitélio sulcular oral até à crista do rebordo alveolar.[5]

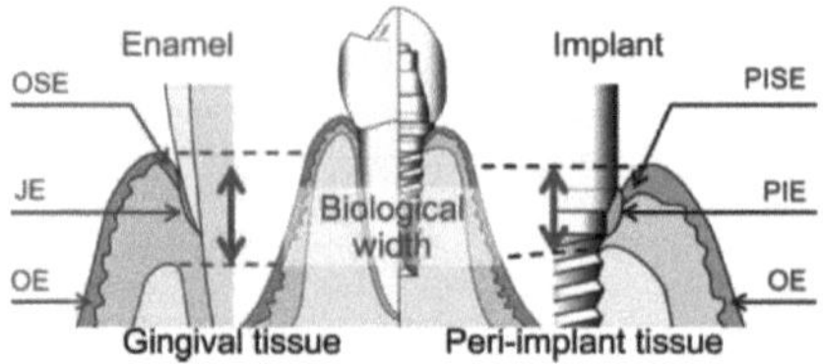

Pontos de referência dos tecidos peri-implantares e periodontais. O diagrama mostra os principais pontos de referência da ligação dos tecidos moles ao tecido dentário natural (painel esquerdo) e os seus equivalentes funcionais na ligação dos tecidos moles a uma superfície de implante (painel direito). (JE: epitélio juncional, OSE: epitélio sulcular oral, OE: epitélio oral, PIE: epitélio peri-implantar, PISE: epitélio sulcular peri-implantar

À semelhança do que acontece à volta dos dentes naturais, a mucosa à volta dos implantes forma um selo que contém 3 tipos de epitélio: epitélio peri-implantar, epitélio sulcular peri-implantar e epitélio oral. Além disso, a largura biológica à volta dos implantes é de cerca de 3-4 mm, o que é ligeiramente maior do que a largura à volta do dente natural. A mucosa oral entra em contacto com o pilar e o corpo do implante após a colocação do implante. No entanto, devido à reabsorção óssea em curso, apenas o epitélio peri-implantar entra em contacto com o corpo do implante.[6] A anatomia variável do nível ósseo torna difícil prever o estado da gengiva após a colocação do implante. O epitélio peri-implantar proporciona um selamento muito menor em comparação com o epitélio juncional devido às caraterísticas electrostáticas do implante e à eluição de iões.[7]

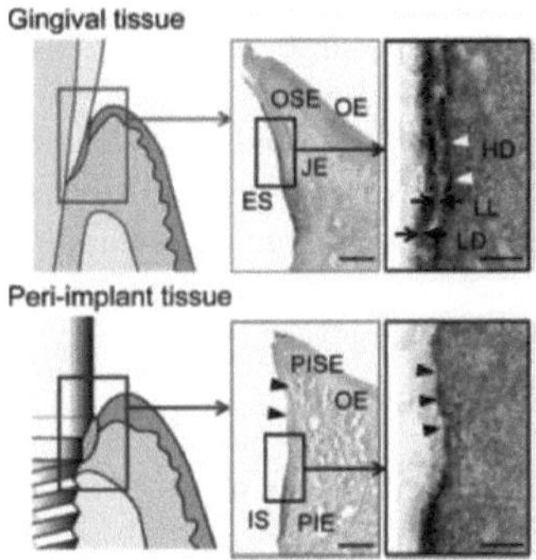

Estrutura de selagem epitelial dos tecidos peri-implantares e periodontais. Os painéis centrais mostraram que o epitélio peri-implantar (PIE) (painel inferior) tinha uma estrutura semelhante ao epitélio juncional (JE) à volta do dente natural (painel superior). As setas indicam o aspeto normal com uma camada dupla de coloração Ln que representa a lâmina densa e a lâmina lúcida. As pontas de seta pretas indicam regiões onde esta dupla camada não é aparente, enquanto as pontas de seta brancas indicam estruturas semelhantes a hemi-desmossomas.

A ligação do tecido conjuntivo é apical ao epitélio juncional e resiste à invasão bacteriana através de uma forte adesão via ligamento periodontal, cemento e através de fibras colagénicas compactas de tipo III. No entanto, no caso dos implantes, existem muitos colagénios de tipo V com resistência à colagenase, pelo que o tecido conjuntivo peri-implantar é geralmente uma condição inflamatória crónica e não uma estrutura de defesa.[8]

A orientação das fibras e o padrão de fixação ao implante, quando comparados com os dentes naturais, são diferentes devido à ausência de cemento e ligamento periodontal à volta do implante. Enquanto a orientação das fibras é perpendicular à superfície da raiz no caso dos dentes naturais, as fibras são mais paralelas à superfície do implante. Esta é a razão por detrás da fraca vedação do tecido à volta do implante, o que pode resultar numa recessão horizontal acelerada.[8]

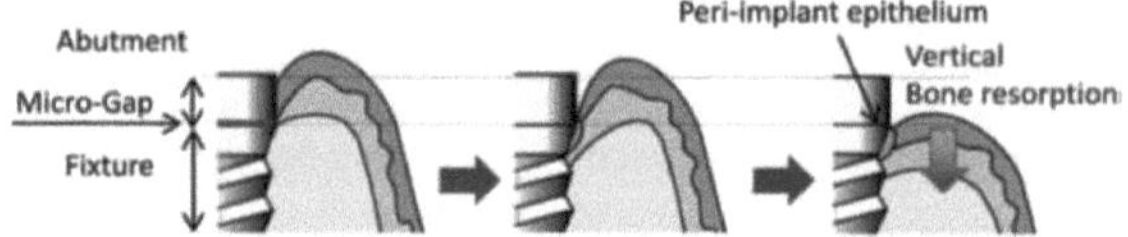

Efeito dos micro-gaps no epitélio peri-implantar na formação e reabsorção óssea. O osso é protegido tanto pelo tecido epitelial como pelo tecido conjuntivo. Após a reabsorção do osso maxilar, forma-se um selo de tecido epitelial e conjuntivo no osso à volta do implante, que determina a largura biológica. (a) Colocação do implante ao mesmo nível que o osso alveolar circundante. (b) A reabsorção óssea, perto do micro-gap (que pode ser uma fonte de infeção), cria espaço para que o epitélio peri-implantar se forme e se ligue à superfície do implante. (c) Do ponto de vista da prevenção de infecções, o osso à volta do implante é totalmente reduzido, sendo inferior ao epitélio peri-implantar

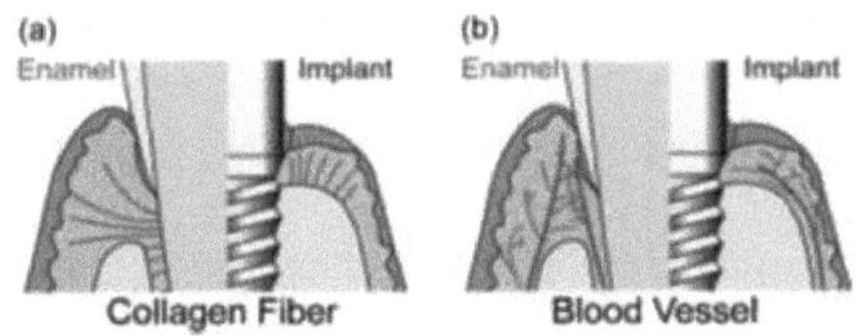

Localização das fibras de colagénio e dos vasos sanguíneos na gengiva. (a) O dente natural tem fibras de colagénio perpendiculares à superfície do cemento, enquanto que à volta dos implantes, estas fibras estendem-se do osso e correm paralelamente à superfície do implante. (b) O tecido mole periodontal normal é irrigado por sangue proveniente de vasos que correm fora do osso alveolar e através do ligamento periodontal; em contraste, o tecido peri-implantar tem uma irrigação sanguínea reduzida, uma vez que a fonte do ligamento periodontal não está presente

Os tecidos moles da cavidade oral são um sistema complexo e dinâmico que inclui uma variedade de tecidos essenciais para o funcionamento correto da dentição. A gengiva, a papila e a mucosa são os principais componentes dos tecidos moles e trabalham em conjunto para proporcionar uma base estável e esteticamente agradável para as restaurações dentárias. A gengiva é um componente particularmente importante, uma vez que cobre a mandíbula e fornece suporte e proteção aos dentes. A papila é outro componente crítico, uma vez que preenche o espaço entre os dentes e ajuda a criar um perfil de emergência natural e estético. A mucosa reveste o interior da boca e é vital para facilitar as transições suaves entre a restauração e o tecido.

A gengiva é um componente crucial do tecido mole e desempenha um papel vital na criação de um perfil de emergência natural e estético. Divide-se em duas partes principais, a gengiva livre e a gengiva aderida. A gengiva livre rodeia o dente mas não está ligada a ele, enquanto a gengiva aderente está firmemente ligada ao dente e ao osso subjacente. A posição e a forma da gengiva são componentes essenciais do perfil de emergência, e um contorno adequado pode ajudar a criar uma transição suave e natural entre o dente e os tecidos circundantes.

A papila é um tecido de forma triangular que preenche o espaço entre os dentes adjacentes e é constituído por gengiva e tecido conjuntivo. A sua forma e tamanho são componentes cruciais do perfil de emergência, e um contorno correto pode ajudar a criar um resultado esteticamente agradável. A forma e o tamanho da papila podem variar consoante a posição dos dentes e a anatomia geral da cavidade oral. Para obter a forma e o tamanho ideais da papila, é necessário considerar cuidadosamente a posição e a forma dos dentes, bem como os objectivos estéticos gerais da restauração.

A mucosa é um revestimento fino e flexível da cavidade oral que é fundamental para criar uma transição suave entre a restauração dentária e o tecido mole circundante. A sua textura é menos firme do que a da gengiva e proporciona uma zona de transição mais flexível. A obtenção de um contorno ótimo da mucosa requer uma consideração cuidadosa da espessura e da cor do material de restauração, bem como da textura natural do tecido mole circundante.

A obtenção de um perfil de emergência ótimo em restaurações dentárias requer uma compreensão profunda da anatomia e fisiologia dos tecidos moles. O contorno adequado dos tecidos moles é essencial para criar resultados naturais e estéticos, mantendo a estabilidade e a durabilidade da restauração. O contorno adequado dos tecidos moles também ajuda a evitar a acumulação de detritos e bactérias à volta do local da restauração, reduzindo o risco de inflamação ou infeção. Em última análise, a obtenção do perfil de emergência ideal é fundamental para o sucesso das restaurações dentárias e requer uma atenção cuidadosa aos pormenores e um conhecimento profundo da anatomia e fisiologia dos tecidos moles.

INFLUÊNCIA DO DESENHO DA PRÓTESE NO PERFIL DE EMERGÊNCIA

O desenho de uma prótese é um fator crítico na obtenção de um perfil de emergência ideal em dentisteria protética. Um perfil de emergência de aspeto natural é essencial para assegurar que a restauração se mistura perfeitamente com o tecido mole circundante e cria um resultado esteticamente agradável.

Um aspeto crítico da conceção da prótese é o contorno e a forma da restauração. O contorno deve seguir a curvatura do tecido mole e imitar a morfologia do dente natural. Este contorno deve ser efectuado de forma a criar uma transição suave entre a restauração e o tecido circundante. Num estudo realizado por Jivraj et al., os autores verificaram que um contorno adequado pode melhorar significativamente o perfil de emergência e o resultado estético global da restauração (Jivraj et al., 2010).[9]

O tipo de prótese também pode afetar significativamente o perfil de emergência. As restaurações suportadas por implantes requerem uma abordagem de contorno diferente das coroas tradicionais devido a diferenças na anatomia subjacente. Por exemplo, o perfil de emergência de uma prótese dentária suportada por implantes é influenciado pela localização do implante, o tipo de pilar utilizado e o desenho da prótese (Misch et al., 2015).[10]

A cor e a translucidez da restauração também são considerações essenciais ao conceber uma prótese. A cor da restauração deve combinar com os dentes adjacentes e com o tecido mole circundante para criar uma aparência natural. A translucidez da restauração também desempenha um papel fundamental na criação de um perfil de emergência realista. Num estudo realizado por McLaren et al., os autores descobriram que a seleção da cor e da translucidez adequadas pode melhorar significativamente o perfil de emergência da restauração (McLaren et al., 2010).[11]

O material utilizado para a prótese também pode afetar o perfil de emergência. Diferentes materiais têm diferentes propriedades ópticas que podem afetar a transmissão e reflexão da luz. Por exemplo, as coroas de porcelana fundida em metal (PFM) têm um perfil de emergência diferente das coroas totalmente em cerâmica. Num estudo realizado por Kim et al., os autores descobriram que a escolha do material pode influenciar significativamente o perfil de emergência da restauração (Kim et al., 2016).[12]

O tamanho e a forma do pilar também podem afetar o perfil de emergência. O pilar deve ter um contorno de aspeto natural e deve ser corretamente contornado para criar uma transição suave entre a restauração e o tecido circundante. O contorno adequado do pilar pode melhorar o perfil de emergência e minimizar qualquer impacto negativo no resultado estético da restauração (Jivraj et al., 2010).[9]

O esquema oclusal da prótese é outra consideração crítica ao projetar uma restauração. O esquema oclusal deve ser equilibrado para assegurar a distribuição correta das forças e minimizar qualquer impacto negativo no perfil de emergência. Num estudo realizado por Sailer et al., os autores descobriram que o desenho adequado do esquema oclusal pode melhorar o perfil de emergência e o resultado estético geral da restauração (Sailer et al., 2014).[13]

O posicionamento do implante também pode influenciar o perfil de emergência. A colocação correta do implante pode assegurar que a restauração é devidamente suportada pelo osso e tecido subjacentes, o que pode melhorar significativamente o perfil de emergência. Num estudo realizado por Goodacre et al., os autores descobriram que a colocação óptima do implante pode melhorar o perfil de emergência e o resultado estético geral da restauração (Goodacre et al., 2003).[14]

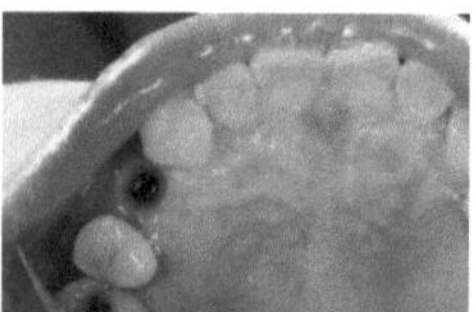

O posicionamento ideal do implante na arcada influencia o perfil de emergência

A utilização da tecnologia digital no desenho da prótese é outro fator crítico para alcançar um perfil de emergência ideal. A tecnologia de digitalização e desenho pode criar restaurações altamente precisas que são adaptadas à anatomia individual do paciente. Isto pode resultar num perfil de emergência ideal que é funcional e esteticamente agradável (Mangano et al., 2017).[15]

<u>Localização da margem protética</u>

A localização e a emergência da margem protética são cruciais para a manutenção da higiene oral do indivíduo. A forma do perfil de emergência também é de extrema importância para cumprir os objectivos estéticos da restauração. Um perfil de emergência adequado ajudará a evitar o inchaço e a inflamação dos tecidos moles e, inversamente, evitará os espaços escuros inestéticos na área próxima da gengiva e da papila interdentária.

Os perfis de emergência são a ligação mais importante entre a forma do dente e a saúde gengival de um paciente. Os microrganismos que causam a periodontite e a inflamação gengival podem colonizar facilmente estas áreas de superfície, o que pode levar à deterioração do cimento retentivo e ao fracasso final da restauração. Uma atenção cuidadosa ao desenvolvimento do perfil de emergência adequado na restauração definitiva não só reduzirá a retenção de placa bacteriana, como também qualquer forma de inflamação iatrogénica.

A longevidade clínica de qualquer prótese está diretamente relacionada com a obtenção de contornos coronais adequados. Isto implica uma grande atenção aos pormenores entre os princípios periodontais e protéticos durante o fabrico da prótese.

Dez regras para o desenvolvimento de contornos de coroas em restaurações

1.   Dimensões da coroa labiolingual - não mais do que 1 mm maior do que a largura labiolingual na CEJ. Possível exceção: molares inferiores e segundos pré-molares.

2. Contornos faciais - todas as cristas do contorno facial encontram-se no terço gengival e não devem sobressair mais de meio milímetro para além da junção cemento-esmalte.

3. Contornos linguais - maior convexidade no terço gengival, exceto nos molares mandibulares e, por vezes, no segundo pré-molar mandibular, onde a maior convexidade se encontra no terço médio da coroa.

4. Os pontos de contacto proximais devem situar-se no terço oclusal da coroa.

5. A superfície proximal deve ser plana ou ligeiramente côncava no sentido vestibulolingual e oclusocervical.

6. Os ângulos da linha de transição axial devem ser rectos entre o ponto de contacto proximal e a JCE. Isto com exceção dos ângulos da linha lingual dos molares superiores, onde pode haver uma ligeira convexidade.

7. As cristas marginais devem ter a mesma altura para os dentes adjacentes. A metade facial de qualquer dente é mais larga do que a lingual. Os encaixes linguais são sempre maiores do que os encaixes vestibulares quando vistos oclusalmente.

8. A margem da coroa deve ser colocada supragengivalmente, exceto em caso de exclusão estética, comprimento da coroa para obter uma retenção adequada, cáries radiculares, sensibilidade radicular, restaurações existentes.

9. A espessura da restauração também é de extrema importância. O contorno subgengival tem um efeito considerável sobre a gengiva marginal livre e o sulco gengival. Subgengivalmente, um contorno inadequado pode não proporcionar um suporte adequado para a unidade gengival. O contorno subgengival deve apoiar a

gengiva de modo a que a gengiva marginal livre não tenha tendência a formar um rolo à volta do dente.

10.	A relação da margem da coroa com a do osso não deve invadir a largura biológica. O contorno da coroa não deve ser volumoso, uma vez que pode ser exercido sobre a gengiva para além dos seus limites fisiológicos de tolerância.

Alguns dos problemas clínicos associados às coroas são o contorno axial, facial ou lingual incorreto da coroa. É também de notar que os contornos das coroas artificiais não são geralmente auto-protectores. Por outro lado, um contorno excessivo leva à retenção de alimentos e, por conseguinte, complica o estado periodontal. A papila interdentária é frequentemente negligenciada devido ao desenho incorreto do espaço interdentário. Estas deficiências podem ser colmatadas seguindo os princípios gerais da conceção de coroas.

A teoria da deflexão dos alimentos foi apresentada por Wheeler em 1961. Ele defendeu que as coroas artificiais deveriam ter convexidades no seu terço cervical, o que ajudaria a desviar os alimentos da gengiva livre. No entanto, Herlands et al questionou a lógica do conceito de contorno de desvio de alimentos. Ele observou que, quando o dente preparado é deixado descoberto por um longo período de tempo, a completa falta de contorno é geralmente vista, mas a gengiva circundante é geralmente saudável. Mais tarde, verificou-se que as coroas feitas com o conceito de Wheeler eram demasiado contornadas, o que levava à impactação de alimentos e à inflamação gengival.

Herlands et al e Moriss introduziram então a teoria da ação muscular em

1962. Eles enfatizaram a moldagem e a limpeza dos músculos, em vez da impactação dos alimentos. Esta teoria defende o princípio da limpeza constante e da ação de moldagem pelos músculos das bochechas, lábios e língua. A ação muscular pode ser prejudicada quando o contacto íntimo necessário é impedido por uma coroa ou osso demasiado contornado.[17]

Mortan L. Perel estudou a relação entre o contorno axial do dente e o periodonto marginal em cães. Foram efectuados procedimentos que produziram subcontornos e sobrecontornos nas superfícies das coroas vestibular e lingual na gengiva marginal circundante. Foram efectuadas avaliações clínicas e microscópicas relativamente à condição do periodonto marginal e das áreas creviculares e concluiu-se que o subcontorno das superfícies axiais não produziu quaisquer alterações significativas em gengivas saudáveis. Por outro lado, o sobrecontorno das superfícies axiais produz alterações inflamatórias e hiperplásicas nas gengivas marginais. Tais alterações foram observadas tanto clinicamente como histologicamente após 4 semanas.[16]

A teoria da retenção de placa defende que os contornos da coroa devem ser tais que não proporcionem qualquer nicho para a retenção de placa e que promovam a auto-limpeza. A conceção do contorno axial deve basear-se na teoria da ação muscular.

A teoria anatómica ou biológica, proposta por Kraus et al. em 1969, afirma que um contorno biológico é um contorno autoprotector dos tecidos de suporte e defende a unidade gengival, o aparelho de inserção e o osso protegido de traumas e irritações. Um contorno incorreto induz frequentemente a rutura precoce das estruturas de suporte e dos tecidos dentários, resultando na perda prematura dos dentes. Outra teoria, a do acesso para a higiene oral, baseia-se no conceito de que a placa bacteriana é o principal fator etiológico da cárie e da gengivite. O contorno da coroa deve facilitar e não dificultar a remoção da placa bacteriana.

INFLUÊNCIA DA COLOCAÇÃO DE IMPLANTES NO PERFIL DE EMERGÊNCIA

A colocação do implante é um fator crucial na criação de um perfil de emergência de aspeto natural na dentisteria protética. A posição do implante relativamente ao tecido mole e ao osso circundantes pode ter um impacto significativo no perfil de emergência da restauração final. A colocação do implante é um fator crítico na criação de um perfil de emergência de aspeto natural em dentisteria protética. A posição, a angulação, o diâmetro, a profundidade, a proximidade dos dentes adjacentes, o eixo ideal do implante, o tipo de osso, a utilização de técnicas de enxerto ósseo, a colocação imediata do implante, a troca de plataforma, a ligação implante-pilar, a utilização de restaurações provisórias e as tecnologias digitais são factores que podem influenciar significativamente o perfil de emergência. É crucial que os clínicos considerem estes factores ao planear e colocar implantes para garantir resultados estéticos óptimos durante a colocação de implantes, o que também pode afetar o perfil de emergência.

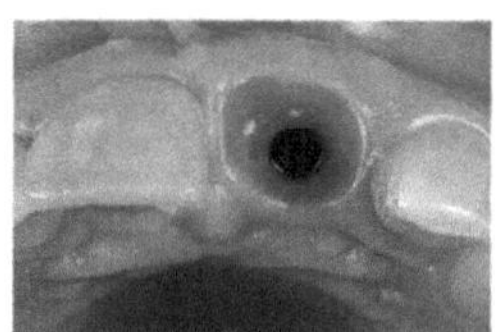

Perfil de emergência ideal para o incisivo central do maxilar

A posição do implante é um fator crítico na obtenção de um perfil de emergência ideal. A colocação correta do implante assegura que este é adequadamente suportado pelo osso e tecido mole circundantes, criando um perfil de emergência de aspeto natural. A posição do implante também pode afetar a altura e a largura do tecido mole circundante, o que pode afetar o resultado estético da restauração.[19]

A angulação do implante também pode afetar o perfil de emergência. Um implante colocado num ângulo incorreto pode resultar num perfil de emergência inestético, uma vez que pode fazer com que a prótese sobressaia do tecido mole circundante ou criar um contorno irregular. Num estudo de Jivraj et al., os autores descobriram que a angulação do implante tinha um impacto significativo no perfil de emergência e no resultado estético geral da restauração.[9]

O diâmetro do implante também pode influenciar o perfil de emergência. Um diâmetro de implante maior pode resultar num maior volume de tecido mole circundante, o que pode afetar o perfil de emergência final da restauração. Num estudo de Almeida et al., os autores verificaram que o diâmetro do implante tinha um impacto significativo no perfil de emergência e no resultado estético global da restauração.[20]

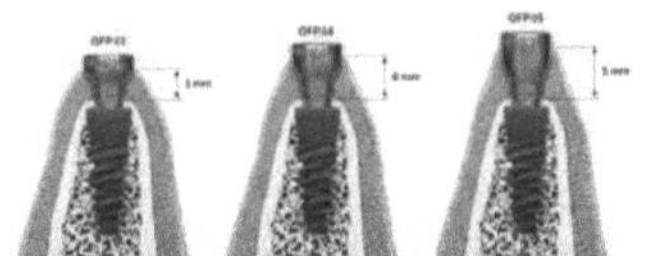

Diferença no diâmetro dos pilares de cicatrização com diferentes tamanhos de implantes

A profundidade da colocação do implante também pode influenciar o perfil de emergência. A profundidade do implante pode afetar a altura e a largura do tecido mole e do osso circundantes, o que pode ter impacto no perfil de emergência final. Num estudo de Martin et al., os autores verificaram que a profundidade da colocação do implante influenciou significativamente o perfil de emergência e o resultado estético geral da restauração.[21]

A proximidade do implante aos dentes adjacentes também pode afetar o perfil de emergência. O posicionamento incorreto do implante pode fazer com que a prótese sobressaia do tecido mole circundante, criando um perfil de emergência inestético. Num estudo realizado por Goodacre et al., os autores verificaram que a proximidade do implante aos dentes adjacentes tinha um impacto significativo no perfil de emergência e no resultado estético global da restauração.[14]

A colocação do implante em relação ao eixo ideal do implante também pode afetar o perfil de emergência. O eixo ideal do implante deve ser perpendicular ao plano oclusal, e qualquer desvio deste eixo pode afetar o perfil de emergência. Num estudo realizado por Jivraj et al., os autores verificaram que o desvio do eixo ideal do implante tinha um impacto significativo no perfil de emergência e no resultado estético global da restauração.[9]

A utilização de guias cirúrgicas durante a colocação do implante pode melhorar significativamente a precisão do posicionamento do implante, resultando num perfil de emergência ótimo. Num estudo realizado por Alharbi et al., os autores verificaram que a utilização de guias cirúrgicas durante a colocação do implante melhorou significativamente a precisão do posicionamento do implante e o resultado estético global da restauração.[22]

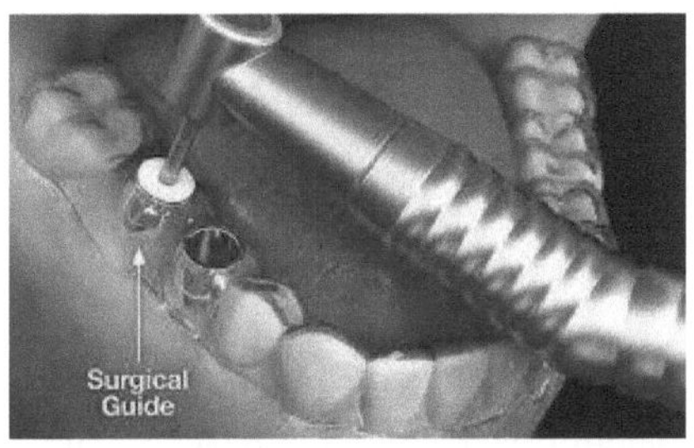

Guia cirúrgico para colocação de implantes

O tipo de osso no qual o implante é colocado também pode afetar o perfil de emergência. A densidade e a espessura do osso podem ter impacto na quantidade de tecido mole circundante, o que pode afetar o perfil de emergência final da restauração. Num estudo realizado por Nedir et al., os autores verificaram que o tipo de osso influenciou significativamente o perfil de emergência e o resultado estético global da restauração.[23]

A utilização de técnicas de enxerto ósseo altera a qualidade e a quantidade de osso circundante, o que pode afetar o perfil de emergência final da restauração. Num estudo realizado por Simion et al., os autores verificaram que as técnicas de enxerto ósseo influenciaram significativamente o perfil de emergência e o resultado estético global da restauração.[24]

A utilização da colocação imediata de implantes também pode afetar o perfil de emergência. A colocação imediata de implantes envolve a colocação do implante imediatamente após a extração do dente, o que pode preservar o tecido mole e o osso circundantes, resultando num perfil de emergência de aspeto mais natural. Num estudo de Jambhekar et al., os autores verificaram que a colocação imediata de implantes melhorou significativamente o perfil de emergência e o resultado estético geral da restauração.[25]

A utilização de técnicas de platform switching também pode afetar o perfil de emergência. A troca de plataforma envolve a utilização de um implante com um pilar de menor diâmetro, o que pode criar um perfil de emergência de aspeto mais natural, reduzindo a quantidade de tecido mole que é deslocado à volta do implante. Num estudo realizado por Kao et al., os autores verificaram que a mudança de plataforma melhorou significativamente o perfil de emergência e o resultado estético geral da restauração.[26]

A utilização de diferentes ligações implante-pilar também pode afetar o perfil de emergência. A conexão implante-pilar pode ter impacto na quantidade de tecido mole que é deslocado à volta do implante, o que pode afetar o perfil de emergência final da restauração. Num estudo realizado por Siadat et al., os autores verificaram que diferentes conexões implante-pilar influenciaram significativamente o perfil de emergência e o resultado estético geral da restauração.[27]

A utilização de restaurações provisórias durante o processo de colocação do implante também pode afetar o perfil de emergência. As restaurações provisórias podem ajudar a moldar o tecido mole circundante, resultando num perfil de emergência com um aspeto mais natural. Num estudo realizado por Park et al., os autores verificaram que a utilização de restaurações provisórias melhorou significativamente o perfil de emergência e o resultado estético geral da restauração.[28]

A utilização de tecnologias digitais, como o desenho assistido por computador e o fabrico assistido por computador (CAD/CAM), também pode afetar o perfil de emergência. Estas tecnologias permitem a colocação precisa de implantes e a criação de pilares personalizados, resultando num perfil de emergência de aspeto mais natural. Num estudo realizado por Nelson et al., os autores verificaram que a utilização de tecnologias digitais melhorou significativamente o perfil de emergência e o resultado estético geral da restauração.[29]

<u>INFLUÊNCIA DO VOLUME DO OSSO E DOS TECIDOS MOLES NO PERFIL DE EMERGÊNCIA</u>

O volume do osso e dos tecidos moles desempenha um papel significativo no perfil de emergência das próteses dentárias. Um volume ósseo e de tecido mole adequado, a colocação e o posicionamento corretos do implante e uma gestão cuidadosa do tecido mole são necessários para obter um perfil de emergência e resultados estéticos óptimos. Os procedimentos de manutenção regulares podem ajudar a preservar o volume do osso e dos tecidos moles e garantir o sucesso a longo prazo.

<u>Volume ósseo</u>

O volume ósseo é uma consideração importante quando se planeia a colocação de implantes dentários. Um volume ósseo insuficiente pode resultar numa má colocação do implante e num perfil de emergência comprometido. Estudos demonstraram que o aumento do volume ósseo através de procedimentos de enxerto ósseo pode melhorar o perfil de emergência e conduzir a resultados mais estéticos.[30]

<u>Volume dos tecidos moles</u>

O volume e a qualidade dos tecidos moles que rodeiam um implante dentário também desempenham um papel significativo no perfil de emergência. É necessário um volume adequado de tecido mole para suportar a prótese e criar um perfil de emergência de aspeto natural. Um volume insuficiente de tecido mole pode resultar num colar de implante visível ou num efeito de "triângulo negro" entre o implante e os dentes adjacentes.[31]

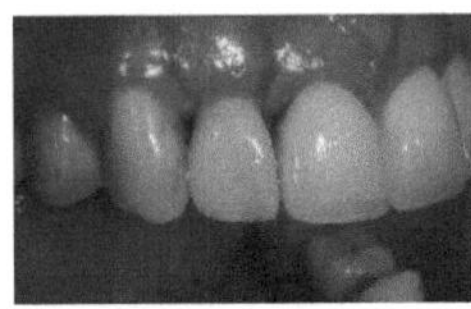

Presença de triângulos negros à volta da prótese do implante

Interface implante-tecido mole

A interface implante-tecido mole também afecta o perfil de emergência. O perfil de emergência pode ser afetado pela profundidade da colocação do implante, a forma do implante e a largura da interface implante-pilar. Os estudos demonstraram que a colocação de implantes a um nível subcrestal e a utilização de um pilar côncavo podem melhorar o perfil de emergência e a estética dos tecidos moles.[32]

Posição do implante

A posição do implante em relação aos dentes adjacentes e à arcada também afecta o perfil de emergência. A posição ideal para um implante é centrada no rebordo alveolar e alinhada com os dentes adjacentes. Os desvios desta posição podem resultar num perfil de emergência comprometido e em resultados estéticos fracos. [33]

Gestão de tecidos moles

A gestão dos tecidos moles é também uma consideração importante quando se tenta obter um perfil de emergência ideal. Técnicas como a manipulação de tecidos, provisionalização e pilares de cicatrização personalizados podem ser utilizadas para moldar o tecido mole e criar um perfil de emergência estético. [30]

<u>Manutenção dos ossos e dos tecidos moles</u>

A manutenção do volume e da qualidade do osso e dos tecidos moles em redor do implante é importante para o sucesso a longo prazo e para os resultados estéticos. Os procedimentos regulares de monitorização e manutenção, como a destartarização e o alisamento radicular, a limpeza do implante e o aumento dos tecidos moles podem ajudar a preservar o volume do osso e dos tecidos moles e a melhorar o perfil de emergência.[33]

EFEITO DO TEMPO DE CICATRIZAÇÃO NO PERFIL DE EMERGÊNCIA

A resposta dos tecidos moles à colocação de implantes é dinâmica e influenciada por vários factores, incluindo o tempo de cicatrização. Os dados disponíveis sugerem que o tempo de cicatrização ideal para obter um perfil de emergência natural é de cerca de 6 meses. Os clínicos devem considerar o impacto do tempo de cicatrização no perfil de emergência quando planeiam e executam restaurações suportadas por implantes.

Vários estudos investigaram o efeito do tempo de cicatrização no perfil de emergência de restaurações suportadas por implantes. Um estudo de Fu et al. (2017) avaliou o perfil de emergência de coroas de implantes unitários após diferentes períodos de cicatrização. Os autores verificaram que o perfil de emergência melhorou significativamente após 6 meses de cicatrização em comparação com 3 meses de cicatrização.34 Da mesma forma, um estudo de Al Amri et al. (2018) avaliou o perfil de emergência de próteses parciais fixas suportadas por implantes após diferentes períodos de cicatrização. Os autores relataram que o perfil de emergência melhorou significativamente após 6 meses de cicatrização em comparação com 3 meses de cicatrização.[35]

A resposta dos tecidos moles à colocação do implante é influenciada por vários factores, incluindo a superfície do implante, o desenho do implante, a técnica cirúrgica e a qualidade do osso. Durante o período de cicatrização inicial, a resposta dos tecidos moles é caracterizada por inflamação, edema e migração de fibroblastos, levando à recessão dos tecidos moles e a um perfil de emergência achatado. À medida que o período de cicatrização progride, a resposta dos tecidos moles estabiliza e o tecido adapta-se ao contorno do implante, resultando num perfil de emergência mais natural.[36]

Um estudo efectuado por Buser et al. (2008) investigou o efeito do tempo de cicatrização no perfil de emergência de restaurações implanto-suportadas utilizando diferentes materiais de pilar. Os autores verificaram que o perfil de emergência melhorou significativamente após 3 meses de cicatrização, e continuou a melhorar até aos 6 meses de cicatrização. No entanto, não se registou uma melhoria significativa no perfil de emergência para além dos 6 meses de cicatrização. Isto sugere que o tempo de cicatrização ideal para obter um perfil de emergência natural é de cerca de 6 meses.[37]

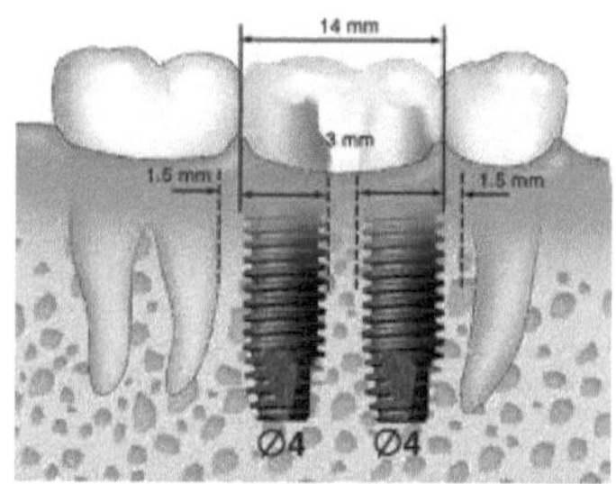

Um pilar de cicatrização personalizado

A influência do tempo de cicatrização no perfil de emergência não se limita às restaurações suportadas por implantes. Um estudo de Özkır et al. (2015) avaliou o efeito do tempo de cicatrização no perfil de emergência de coroas unitárias implanto-suportadas cimentadas convencionalmente. Os autores relataram que o perfil de emergência melhorou significativamente após 6 meses de cicatrização em comparação com 3 meses de cicatrização.[38]

EFEITO DAS TÉCNICAS CIRÚRGICAS NO PERFIL DE EMERGÊNCIA

O perfil de emergência é influenciado por vários factores, incluindo as técnicas cirúrgicas. Foram propostas várias técnicas cirúrgicas para preservar ou aumentar a arquitetura dos tecidos moles à volta dos implantes dentários, tais como a cirurgia sem retalho, a regeneração óssea guiada e o enxerto de tecidos moles.

Cirurgia sem retalho:

A cirurgia flapless é uma técnica cirúrgica minimamente invasiva que elimina a necessidade de elevação e sutura do retalho, reduzindo assim o trauma cirúrgico, o desconforto pós-operatório e o tempo de cicatrização. Foi sugerido que a cirurgia sem retalho preserva a arquitetura dos tecidos moles à volta dos implantes, resultando num perfil de emergência mais previsível e estável. Os estudos demonstraram que a cirurgia sem retalho pode resultar numa reabsorção óssea crestal mínima, numa menor recessão gengival e num preenchimento papilar preservado, conduzindo a um melhor perfil de emergência em comparação com a cirurgia com retalho convencional

Regeneração óssea guiada (ROG):

A ROG é uma técnica que envolve a utilização de uma membrana de barreira para orientar o crescimento de novo osso num local com defeito. A ROG pode ser utilizada para preservar ou aumentar a arquitetura dos tecidos moles peri-implantares. Ao criar um espaço entre a membrana e a superfície do implante, a ROG pode facilitar o crescimento de tecido mole e promover um perfil de emergência mais favorável. Os estudos demonstraram que a ROG pode melhorar a espessura, o contorno e a cor do tecido mole à volta dos implantes, resultando num perfil de emergência mais estético.

<u>Enxerto de tecidos moles:</u>

O enxerto de tecidos moles envolve a colocação de tecidos moles autógenos ou alogénicos no local do implante para aumentar o volume e o contorno dos tecidos moles peri-implantares. O enxerto de tecidos moles pode ser efectuado antes ou depois da colocação do implante, dependendo da situação clínica. Os estudos demonstraram que o enxerto de tecidos moles pode melhorar o preenchimento papilar, a espessura gengival e o contorno dos tecidos moles à volta dos implantes, resultando num perfil de emergência com um aspeto mais natural.

<u>Técnicas combinadas:</u>

A combinação de diferentes técnicas cirúrgicas, como a cirurgia sem retalho, a ROG e o enxerto de tecidos moles, pode resultar num efeito sinérgico no perfil de emergência. Ao preservar ou aumentar a arquitetura dos tecidos moles peri-implantares, estas técnicas podem melhorar o resultado estético e a estabilidade a longo prazo das restaurações de implantes. No entanto, a escolha da técnica cirúrgica deve basear-se na situação clínica individual do doente, na localização do implante e nos objectivos do tratamento.

As técnicas cirúrgicas desempenham um papel fundamental no perfil de emergência das restaurações de implantes. A cirurgia sem retalho, a ROG, o enxerto de tecido mole e as suas combinações podem preservar ou aumentar a arquitetura do tecido mole peri-implantar, resultando num perfil de emergência mais favorável. A escolha da técnica cirúrgica deve ser baseada na situação clínica individual do paciente e nos objectivos do tratamento.

EFEITO DO BIÓTIPO DO TECIDO NO PERFIL DE EMERGÊNCIA

O biótipo do tecido desempenha um papel significativo na determinação do perfil de emergência em dentisteria protética. O biótipo do tecido é definido como a espessura do tecido mole e é classificado em dois tipos: biótipos finos e espessos. Compreender o efeito do biótipo do tecido no perfil de emergência é crucial para alcançar uma estética óptima e resultados funcionais nos tratamentos protéticos.

<u>Influência do biótipo de tecido fino no perfil de emergência:</u>

Um biótipo de tecido fino é caracterizado por uma camada fina de gengiva e uma estrutura óssea subjacente delicada. Este biótipo é mais propenso a recessão e pode resultar num perfil de emergência comprometido. O biótipo fino pode causar uma falta de perfil de emergência e resultar em resultados estéticos menos previsíveis. O biótipo de tecido fino está normalmente associado a pacientes com um historial de doença periodontal ou lesão traumática. Por conseguinte, é necessário considerar cuidadosamente o biótipo do tecido quando se planeia um tratamento protético para estes pacientes.

<u>Influência do biótipo de tecido espesso no perfil de emergência:</u>

Um biótipo de tecido espesso é caracterizado por uma camada espessa de gengiva e uma estrutura óssea subjacente robusta. Este biótipo proporciona um melhor suporte para a restauração protética e resulta num perfil de emergência mais previsível. O biótipo espesso pode ser benéfico nos casos em que existe uma elevada exigência estética ou quando o paciente tem um historial de recessão gengival. No entanto, é necessário ter cuidado para evitar o contorno excessivo do tecido, que pode levar à formação de pseudobolsas e subsequentes problemas periodontais.

<u>Técnicas de avaliação do biótipo dos tecidos:</u>

Existem várias técnicas disponíveis para avaliar o biótipo do tecido, incluindo a avaliação clínica, a avaliação radiográfica e a avaliação histológica. A avaliação clínica inclui a medição da espessura da gengiva e da profundidade de sondagem. A avaliação radiográfica envolve a avaliação da espessura do osso e dos tecidos moles através de radiografias. A avaliação histológica envolve uma biopsia do tecido gengival para análise histológica. Estas técnicas podem ajudar na avaliação exacta do biótipo do tecido e ajudar no planeamento do tratamento protético.

Um biótipo fino pode exigir intervenções cirúrgicas adicionais para obter um perfil de emergência adequado, como enxertos de tecido mole ou a utilização de pilares personalizados. Por outro lado, um biótipo espesso pode necessitar de intervenções cirúrgicas mínimas e pode muitas vezes alcançar um perfil de emergência ótimo com um pilar padrão. Por conseguinte, a avaliação exacta do biótipo do tecido é essencial para desenvolver um plano de tratamento abrangente que garanta resultados óptimos.

EFEITO DA POSIÇÃO DO DENTE ADJACENTE NO PERFIL DE EMERGÊNCIA

A posição do dente adjacente tem um impacto significativo no perfil de emergência de uma restauração. O perfil de emergência de uma restauração pode ser definido como o contorno e a forma da prótese à medida que emerge da gengiva para se misturar com os dentes adjacentes. Se o dente adjacente estiver posicionado demasiado perto da restauração proposta, pode resultar num perfil de emergência comprometido. Por outro lado, se o dente adjacente estiver posicionado demasiado longe da restauração, pode resultar num perfil de emergência desfavorável.

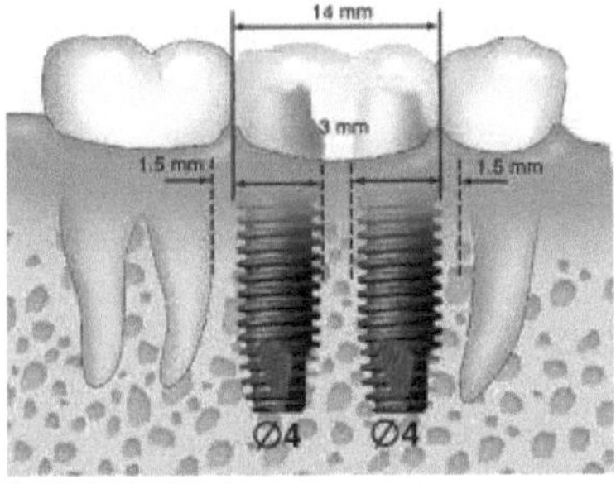

A proximidade do implante ao dente adjacente

<u>Efeito do tamanho e do contorno do dente:</u>

O tamanho e o contorno do dente adjacente também podem influenciar o perfil de emergência da restauração. Se o dente adjacente for maior em tamanho do que a restauração proposta, pode resultar num perfil de emergência desfavorável. Da mesma forma, se o contorno do dente adjacente não for compatível com a restauração proposta, pode resultar num perfil de emergência desfavorável.

<u>Efeito dos contactos proximais:</u>

A posição e a forma dos contactos proximais também podem influenciar o perfil de emergência da restauração. Os contactos proximais devem estar em harmonia com os dentes adjacentes para obter um perfil de emergência ótimo. Se os contactos proximais estiverem demasiado apertados ou demasiado soltos, pode resultar num perfil de emergência desfavorável.

Efeito da papila interdental:

A papila interdentária, que é o tecido mole entre os dentes adjacentes, também desempenha um papel crucial na determinação do perfil de emergência da restauração. Se a papila interdentária for insuficiente, pode resultar num perfil de emergência desfavorável. A papila interdentária deve ser preservada tanto quanto possível durante a preparação dos dentes adjacentes para a restauração.

Efeito da arquitetura gengival:

A arquitetura gengival dos dentes adjacentes também pode influenciar o perfil de emergência da restauração. Se a arquitetura gengival não for simétrica, pode resultar num perfil de emergência desfavorável. A arquitetura gengival deve ser cuidadosamente avaliada e a restauração deve ser concebida de modo a obter um contorno gengival harmonioso.

As expectativas dos pacientes desempenham um papel essencial no tratamento protético, e o perfil de emergência não é exceção. Os pacientes têm expectativas diferentes relativamente ao aspeto dos seus dentes e gengivas, incluindo o perfil de emergência. Uma compreensão clara destas expectativas é essencial para alcançar a satisfação do paciente. Esta secção irá discutir a forma como as expectativas dos pacientes podem influenciar o perfil de emergência no tratamento protético.

Estudos demonstraram que as expectativas dos pacientes em relação ao perfil de emergência são influenciadas por vários factores, incluindo a idade, o sexo e o contexto sócio-cultural. Os pacientes mais jovens tendem a preocupar-se mais com a estética dos seus dentes, enquanto os pacientes mais velhos podem dar prioridade à funcionalidade em detrimento da estética. Além disso, verificou-se que os pacientes do sexo feminino têm expectativas estéticas mais elevadas em comparação com os pacientes do sexo masculino. Os factores socioculturais, como a etnia e o estatuto socioeconómico, também podem influenciar as expectativas dos pacientes. Para além destes factores, a comunicação e o envolvimento do doente no processo de planeamento do tratamento são cruciais para gerir as suas expectativas. Os pacientes que estão ativamente envolvidos no processo de tomada de decisão têm maior probabilidade de ter expectativas realistas e de ficar satisfeitos com o resultado final. Assim, os protésicos devem comunicar as limitações e possibilidades do plano de tratamento e assegurar que os pacientes têm uma compreensão clara do que esperar do perfil de emergência.

É essencial ter em atenção que as expectativas dos pacientes podem nem sempre estar alinhadas com o que é clinicamente exequível. Nesses casos, os protésicos devem informar os pacientes sobre as limitações do plano de tratamento e fornecer opções alternativas que possam corresponder melhor às suas expectativas. Nos casos em que os pacientes têm expectativas irrealistas, pode ser necessário aconselhamento para gerir as suas expectativas e alcançar resultados realistas.

A satisfação do paciente é fundamental no tratamento protético, e a gestão das expectativas do paciente relativamente ao perfil de emergência desempenha um papel significativo na consecução deste objetivo. É, por isso, essencial que os protésicos tenham em conta as expectativas dos pacientes, comuniquem eficazmente e assegurem que o resultado final está de acordo com as expectativas dos seus pacientes.

Em conclusão, as expectativas dos pacientes são uma consideração importante no tratamento protético, incluindo o perfil de emergência. Os pacientes têm expectativas diferentes, influenciadas por vários factores, como a idade, o sexo e os antecedentes socioculturais. A comunicação e o envolvimento do paciente no processo de planeamento do tratamento são cruciais na gestão das expectativas do paciente. Os protésicos devem educar os pacientes sobre as limitações do plano de tratamento e fornecer opções alternativas quando necessário. Ao gerir as expectativas dos pacientes, os protésicos podem alcançar a sua satisfação e otimizar o resultado final.

EFEITO DA SELECÇÃO DO MATERIAL NO PERFIL DE EMERGÊNCIA

A escolha do material utilizado para as restaurações dentárias pode ter um impacto significativo no perfil de emergência da prótese final. A seleção do material apropriado deve ter em conta factores como a resistência, a biocompatibilidade e a estética, bem como a capacidade de criar um perfil de emergência ótimo.

A utilização de materiais totalmente em cerâmica tem-se tornado cada vez mais popular devido às suas excelentes propriedades estéticas. No entanto, a utilização destes materiais pode apresentar desafios na obtenção de um perfil de emergência ótimo. A falta de suporte metálico pode levar a problemas de integridade marginal, fratura e desgaste excessivo. O desenho e a preparação adequados da restauração, bem como a atenção cuidadosa à modelação da margem gengival, são essenciais para obter um perfil de emergência ótimo com materiais totalmente cerâmicos.

As restaurações metalo-cerâmicas são, desde há muito, o padrão da medicina dentária protética devido à sua resistência e durabilidade. A utilização destes materiais pode permitir uma maior flexibilidade na obtenção de um perfil de emergência ótimo. A estrutura metálica pode proporcionar suporte e estabilidade, enquanto a cerâmica proporciona uma excelente estética. No entanto, o potencial de descoloração da gengiva devido à subestrutura metálica pode ser uma preocupação. O desenho e a colocação corretos da estrutura metálica podem minimizar este efeito.

As restaurações coladas com resina são outra opção para obter um perfil de emergência ótimo. Estas restaurações são normalmente utilizadas em situações em que é necessária uma redução mínima do dente, e a restauração pode ser colada diretamente à superfície do dente. A utilização de um material de resina pode proporcionar uma excelente estética, mas a falta de suporte metálico pode apresentar desafios na obtenção de um perfil de emergência estável.

A escolha do material para os pilares dos implantes também pode desempenhar um papel significativo no perfil de emergência. A utilização de pilares de titânio tem sido o padrão devido à sua resistência e biocompatibilidade. No entanto, a utilização de pilares de zircónia tem-se tornado cada vez mais popular devido às suas excelentes propriedades estéticas. A capacidade de criar um perfil de emergência personalizado com um pilar de zircónia pode resultar numa prótese esteticamente agradável e funcional.

A utilização de materiais de resina composta para restaurações provisórias também pode afetar o perfil de emergência da prótese final. A capacidade de moldar e contornar a restauração provisória pode fornecer um modelo para a restauração final, assegurando um perfil de emergência ótimo. A seleção e a colocação adequadas da restauração provisória são essenciais para obter um perfil de emergência ideal.

A zircónia é um material relativamente novo na prótese dentária que ganhou popularidade devido à sua resistência e propriedades estéticas. Tem uma cor branca que se aproxima da cor dos dentes naturais, e a sua translucidez pode ser personalizada para obter uma aparência mais natural. A zircónia também é resistente a lascas e fissuras, o que a torna uma opção mais duradoura em comparação com a porcelana.

Para além da seleção do material, o método de fabrico também pode afetar o perfil de emergência. A tecnologia de desenho assistido por computador e de fabrico assistido por computador (CAD/CAM) permitiu um fabrico mais preciso e exato das restaurações dentárias, o que pode resultar num melhor perfil de emergência. No entanto, a utilização da tecnologia CAD/CAM também pode resultar numa aparência mais uniforme que pode não imitar de perto a estrutura natural do dente.

EFEITO DA MANUTENÇÃO E DO ACOMPANHAMENTO DA RESTAURAÇÃO NO PERFIL DE EMERGÊNCIA

A manutenção e o acompanhamento das restaurações dentárias são factores cruciais para garantir a sua longevidade e eficácia. O perfil de emergência de uma restauração também pode ser afetado pelos procedimentos de manutenção e acompanhamento.

As visitas regulares de manutenção e acompanhamento permitem que o dentista identifique quaisquer problemas com a restauração e os resolva antes que se tornem problemas significativos. Esta secção discute o impacto da manutenção e do acompanhamento da restauração no perfil de emergência das restaurações dentárias.

As consultas de manutenção regulares envolvem uma avaliação da integridade e função da restauração, juntamente com uma limpeza completa da restauração e dos tecidos circundantes. O dentista também examina o tecido gengival para garantir que está saudável e que o perfil de emergência da restauração está intacto. Quaisquer problemas com a restauração, tais como lascas, fissuras ou deterioração das margens, podem ser resolvidos nestas consultas. As consultas de manutenção regulares podem ajudar a evitar a necessidade de reparações mais extensas ou a substituição da restauração, o que pode ter um impacto negativo no perfil de emergência.

As visitas de acompanhamento são essenciais para avaliar o sucesso da restauração a longo prazo. Estas visitas permitem ao dentista avaliar a durabilidade da restauração e determinar se o perfil de emergência permanece estável. As consultas de acompanhamento também proporcionam uma oportunidade para o dentista avaliar a satisfação do paciente com o aspeto e a função da restauração. Quaisquer ajustes necessários podem ser efectuados nestas consultas para garantir que a restauração mantém o perfil de emergência pretendido.

Um fator importante na manutenção do perfil de emergência de uma restauração são os hábitos de higiene oral do doente. Uma higiene oral adequada, incluindo a escovagem regular e o uso do fio dental, pode ajudar a prevenir a recessão gengival e outros problemas periodontais que podem afetar o perfil de emergência. O dentista deve educar o doente sobre práticas de higiene oral adequadas e reforçar a importância de visitas de manutenção regulares para manter o perfil de emergência da restauração. Nos casos em que o perfil de emergência tenha sido comprometido devido a alterações nos tecidos moles circundantes, devem ser tomadas medidas imediatas para restaurar o perfil. Dependendo da gravidade do problema, isto pode envolver ajustes na restauração existente ou a colocação de uma nova restauração. Atrasar o tratamento nestes casos pode resultar em mais complicações, incluindo recessão gengival, perda óssea e fracasso do implante.

A educação dos doentes é também um aspeto importante da manutenção e acompanhamento das restaurações. Os doentes devem ser sensibilizados para a importância de práticas de higiene oral adequadas e para as potenciais consequências de uma má higiene oral no perfil de emergência. Além disso, os doentes devem ser instruídos sobre como reconhecer sinais de potenciais problemas com as suas restaurações, tais como alterações na aparência da gengiva circundante ou desconforto durante a mastigação.

Os procedimentos de manutenção e acompanhamento da restauração podem também envolver a utilização de materiais suplementares, tais como agentes de ligação ou selantes, para proteger a restauração e os tecidos circundantes. Estes materiais podem ajudar a prevenir a infiltração bacteriana e a manter a integridade do perfil de emergência

<u>TÉCNICAS PARA OBTER O PERFIL DE EMERGÊNCIA</u>

O perfil de emergência é um fator crítico no sucesso dos implantes e restaurações dentárias. Refere-se à forma como o implante ou a restauração emerge da gengiva e é visível na boca. O perfil de emergência ideal é essencial para alcançar tanto a estética como a função. Um perfil de emergência harmonioso não só faz com que o implante ou a restauração pareça natural, como também permite uma higiene oral óptima, evita a acumulação de placa bacteriana e assegura a estabilidade a longo prazo.

A obtenção do perfil de emergência desejado é uma tarefa complexa e requer uma combinação de técnicas cirúrgicas e protéticas. A colocação do implante ou restauração, o desenho da prótese, a seleção de materiais e a gestão dos tecidos moles são factores cruciais que podem influenciar o perfil de emergência.

A existência de técnicas específicas para gerir o perfil de emergência é essencial para alcançar o resultado desejado. Estas técnicas permitem ao clínico controlar a posição e o contorno do tecido gengival à volta do implante ou da restauração, assegurando assim um perfil de emergência harmonioso e de aspeto natural.

Várias técnicas cirúrgicas, como a cirurgia sem retalho, a colocação subcrestal e a regeneração óssea guiada podem ajudar a gerir o perfil de emergência. Do mesmo modo, as técnicas protéticas, como a utilização de pilares de cicatrização personalizados, impressões digitais e tecnologia CAD/CAM, podem ajudar a obter o perfil de emergência pretendido.

É essencial notar que as técnicas utilizadas para gerir o perfil de emergência devem ser adaptadas às necessidades individuais do paciente. Factores como a anatomia do doente, a localização do implante ou restauração e as expectativas estéticas devem ser considerados ao selecionar as técnicas adequadas.

A investigação demonstrou que a utilização de técnicas para gerir o perfil de emergência pode levar a uma melhoria estética, a uma melhor higiene oral e à estabilidade a longo prazo do implante ou da restauração. Por exemplo, um estudo de Belser et al. (2000) demonstrou que a utilização de um pilar de cicatrização personalizado melhorou significativamente o perfil de emergência e resultou numa restauração com um aspeto mais natural.[39]

Algumas técnicas comuns utilizadas para obter o perfil de emergência em prótese dentária:

1.   técnica do cordão de retração gengival

2.   gengivectomia a laser

3.   contorno de tecidos com brocas de diamante

4.   utilização de pilares personalizados

5.   contorno subgengival de restaurações

6.   camadas de cerâmica dentária para perfil de emergência

7.   planeamento e colocação de implantes digitais

8.   utilização de restaurações provisórias para o desenvolvimento do perfil de emergência

9.   técnicas de enxerto e aumento de tecidos moles

10.   técnicas de colocação de implantes para obter o perfil de emergência desejado

1.   <u>Técnica do cordão de retração gengival</u>

A técnica de retração gengival é um método comummente utilizado em dentisteria de restauração para criar espaço para materiais de impressão, o que permite uma reprodução precisa das margens da preparação. A técnica envolve a colocação de um cordão de retração, que comprime o tecido gengival e expõe a porção cervical do dente. No entanto, a utilização da técnica de retração gengival também pode ter um impacto no perfil de emergência da restauração final.

A colocação do cordão de retração gengival pode ter um impacto no perfil de emergência da restauração final. A técnica pode resultar numa alteração da forma do tecido gengival, o que, por sua vez, pode afetar o perfil de emergência. Para além disso, a colocação do cordão pode causar um certo trauma na gengiva, o que pode resultar em inflamação e mais alterações no perfil de emergência.

Além disso, um estudo investigou a eficácia de diferentes técnicas de retração gengival na obtenção de um perfil de emergência ideal. O estudo incluiu 30 pacientes com um total de 60 dentes que necessitavam de alongamento de coroa. Os investigadores compararam os resultados de três técnicas diferentes: a técnica convencional com fio, a técnica sem fio e a técnica assistida por laser. Os resultados mostraram que a técnica assistida por laser resultou na maior melhoria do perfil de emergência, seguida pela técnica sem fio, enquanto a técnica com fio convencional mostrou a menor melhoria. Este estudo realça a importância de utilizar uma técnica de retração gengival eficaz para obter um perfil de emergência ótimo.[40]

Outro fator importante para obter um perfil de emergência ideal é a escolha do material de impressão. De acordo com um estudo realizado por Al-Amleh et al. em 2013, a utilização de material de impressão de polivinilsiloxano (PVS) resultou num perfil de emergência significativamente melhor em comparação com a utilização de material de impressão elastomérico tradicional. O estudo incluiu 50 pacientes que necessitaram de alongamento da coroa e os resultados mostraram que o material de impressão PVS resultou numa melhor adaptação marginal e menos distorção em comparação com o material de impressão elastomérico tradicional. Este estudo enfatiza a importância de selecionar o material de impressão adequado para obter um perfil de emergência ótimo.[41]

Para além da retração gengival e das técnicas de moldagem, a utilização de restaurações provisórias também pode desempenhar um papel na obtenção de um perfil de emergência ideal. Um estudo realizado por Kang et al. em 2019 investigou o efeito de diferentes materiais de restauração provisória no perfil de emergência de coroas de zircónia. O estudo incluiu 40 pacientes que necessitavam de coroas de zircónia, e os investigadores compararam os resultados da utilização de dois materiais provisórios diferentes: compósito bis-acryl e um compósito de resina fotopolimerizável. Os resultados mostraram que o compósito bis-acryl resultou num perfil de emergência significativamente melhor em comparação com o compósito de resina fotopolimerizável. Este estudo realça a importância de selecionar o material de restauração provisório adequado para obter um perfil de emergência ótimo.[42]

Além disso, o desenho da restauração final também pode desempenhar um papel na obtenção de um perfil de emergência ótimo. Um estudo realizado por Han et al. em 2015 investigou o efeito de diferentes desenhos de coroas no perfil de emergência de coroas de zircónia. O estudo incluiu 50 pacientes que necessitavam de coroas de zircónia, e os investigadores compararam os resultados da utilização de dois desenhos de coroas diferentes: um desenho convencional e um desenho anatómico. Os resultados mostraram que o desenho anatómico resultou num perfil de emergência significativamente melhor em comparação com o desenho convencional. Este estudo enfatiza a importância de considerar o desenho da restauração final quando se tenta obter um perfil de emergência ótimo.[43]

Finalmente, é importante considerar a manutenção e o acompanhamento da restauração para garantir a longevidade do perfil de emergência. Um estudo investigou o efeito de consultas de acompanhamento regulares na manutenção do perfil de emergência. O estudo incluiu 30 pacientes que receberam coroas de zircónia, e os investigadores compararam os resultados das consultas de acompanhamento regulares com os dos pacientes que não tiveram consultas de acompanhamento regulares. Os resultados mostraram que o grupo com consultas regulares de acompanhamento tinha uma manutenção significativamente melhor do perfil de emergência em comparação com o grupo sem consultas regulares de acompanhamento. Este estudo enfatiza a importância de consultas regulares de manutenção e acompanhamento para garantir a longevidade de um perfil de emergência ideal.[44]

2. <u>Gingivectomia a laser na obtenção do perfil de emergência</u>

A gengivectomia a laser e o seu impacto no perfil de emergência em restaurações dentárias é uma área de interesse crescente entre os médicos dentistas. A gengivectomia é um procedimento cirúrgico que envolve a remoção do tecido gengival para obter um melhor acesso aos dentes e ao osso subjacente. A gengivectomia a laser é uma técnica minimamente invasiva que utiliza um laser dentário para remover o tecido gengival. O laser pode remover com precisão o tecido gengival sem causar danos no tecido circundante, o que resulta em menos hemorragia, menos desconforto pós-operatório e um tempo de recuperação mais rápido.

Vários estudos investigaram o efeito da gengivectomia a laser no perfil de emergência. Um estudo realizado por Lowe RA et al. avaliou o efeito da gengivectomia a laser no perfil de emergência de restaurações suportadas por implantes na zona estética. Os autores relataram que a gengivectomia a laser melhorou significativamente o perfil de emergência das restaurações e resultou num resultado de aspeto mais natural.[45]

Outro estudo realizado por Agarwal et al. (2015) investigou o efeito da gengivectomia a laser no perfil de emergência de coroas totalmente em cerâmica. Os autores relataram que a gengivectomia a laser melhorou significativamente o perfil de emergência das restaurações, resultando num melhor resultado estético. Os autores também relataram que a gengivectomia a laser resultou em menos sangramento e desconforto pós-operatório em comparação com a gengivectomia convencional.[46]

Para além de melhorar o perfil de emergência, a gengivectomia a laser também pode melhorar a saúde periodontal do paciente. Um estudo realizado por Kato et al. (2018) avaliou o efeito da gengivectomia a laser na saúde periodontal de pacientes submetidos a tratamento ortodôntico. Os autores relataram que a gengivectomia a laser melhorou significativamente a saúde periodontal dos pacientes, medida pela redução do sangramento à sondagem, profundidade da bolsa e nível de inserção clínica.[47]

No entanto, é importante notar que a gengivectomia a laser não é adequada para todos os doentes. Os doentes com determinadas condições médicas, tais como pacemakers, podem não ser candidatos adequados para o procedimento. Além disso, o custo da gengivectomia a laser é geralmente mais elevado do que o da gengivectomia convencional, o que pode limitar a sua utilização em determinadas populações de doentes.

A gengivectomia a laser é uma técnica promissora para melhorar o perfil de emergência em restaurações dentárias. O procedimento é minimamente invasivo, resulta num menor desconforto pós-operatório e pode melhorar a saúde periodontal do paciente. No entanto, a adequação do procedimento a cada paciente deve ser cuidadosamente avaliada, e o custo mais elevado do procedimento deve ser tido em consideração.

<u>Recontorno de tecidos com brocas</u>

O contorno de tecidos com brocas de diamante é uma técnica minimamente invasiva que pode ser utilizada para obter um perfil de emergência ótimo em restaurações dentárias. A técnica envolve a utilização de brocas de diamante para moldar e refinar o tecido gengival que rodeia a restauração, criando uma transição natural e perfeita entre o dente e a restauração. A utilização de brocas de diamante é preferível aos métodos tradicionais, como os bisturis, porque permitem uma maior precisão e controlo durante o processo de contorno.

O sucesso desta técnica depende de um planeamento e execução cuidadosos. Antes do procedimento, deve ser efectuada uma avaliação completa do dente e dos tecidos circundantes para identificar quaisquer obstáculos potenciais que possam impedir o processo de contorno. O processo de contorno também deve ser efectuado de forma lenta e deliberada para evitar um contorno excessivo e danificar as estruturas subjacentes.

A investigação demonstrou que o contorno de tecidos com brocas de diamante pode melhorar efetivamente o perfil de emergência das restaurações dentárias. Um estudo efectuado por Sarver et al. (2014) avaliou a eficácia do contorno de tecidos com brocas de diamante na melhoria do perfil de emergência de implantes dentários. Os resultados mostraram que a técnica foi capaz de melhorar significativamente o perfil de emergência e criar uma restauração com um aspeto mais natural.[48]

Outro estudo de Chen et al. (2017) comparou a eficácia do contorno de tecidos com brocas de diamante com técnicas tradicionais de bisturi na melhoria do perfil de emergência de coroas de porcelana fundida com metal. Os resultados mostraram que o contorno de tecidos com brocas de diamante foi mais eficaz na obtenção de um perfil de emergência ideal e na criação de uma transição perfeita do dente para a restauração.[49]

Embora o contorno de tecidos com brocas de diamante seja uma técnica eficaz para obter um perfil de emergência ótimo, é importante notar que a técnica tem algumas limitações. A técnica só é eficaz em casos em que o dente e os tecidos circundantes estão saudáveis e sem doenças. Para além disso, a técnica pode não ser adequada para casos em que seja necessária uma redução significativa dos tecidos, uma vez que isso pode comprometer a estabilidade e a saúde do dente.

3.   <u>Utilização de pilares personalizados na obtenção de um perfil de emergência</u>

Os pilares personalizados tornaram-se uma ferramenta popular na medicina dentária de restauração moderna pela sua capacidade de fornecer soluções individualizadas para restaurações de implantes. Os pilares personalizados são concebidos para se adaptarem a um implante específico, permitindo um ajuste mais preciso do que os pilares de stock. São normalmente feitos de titânio ou zircónio e são concebidos à medida para corresponder ao perfil de emergência pretendido. Os pilares personalizados oferecem muitas vantagens em relação aos pilares de reserva, incluindo um ajuste mais preciso, menor necessidade de cimento e melhor estética.

A utilização de pilares personalizados também pode ajudar a evitar a recessão dos tecidos moles, que pode ocorrer quando uma restauração é colocada demasiado abaixo da margem gengival. Os pilares personalizados podem ser concebidos para colocar a restauração ao nível ideal para evitar a recessão dos tecidos moles e manter um contorno gengival saudável e de aspeto natural.

Para além dos benefícios estéticos, os pilares personalizados também podem melhorar a resistência e a estabilidade da restauração do implante. Ao proporcionar um ajuste mais preciso, os pilares personalizados reduzem o risco de fratura do implante e de afrouxamento do parafuso. Isto pode resultar numa vida útil mais longa para a restauração e numa maior satisfação do paciente.

Embora os pilares personalizados ofereçam muitas vantagens em relação aos pilares de stock, também têm algumas desvantagens. Os pilares personalizados podem ser mais caros do que os pilares de stock e o processo de fabrico pode demorar mais tempo. Para além disso, a conceção do pilar personalizado requer um elevado nível de competência e especialização.

Um estudo comparou o perfil de emergência de coroas suportadas por implantes utilizando pilares de stock versus pilares personalizados. Os resultados mostraram que a utilização de pilares personalizados resultou num perfil de emergência mais natural e em melhores resultados estéticos (Lee et al., 2013).[50]

Outro estudo avaliou o impacto de pilares personalizados no perfil de emergência de restaurações suportadas por implantes na zona estética. Os resultados mostraram que os pilares personalizados permitiram um melhor controlo sobre o perfil de emergência e resultaram em melhores resultados estéticos em comparação com os pilares de stock (Kosyfaki et al., 2017).[51]

Uma revisão sistemática avaliou a eficácia dos pilares personalizados na melhoria do perfil de emergência de restaurações suportadas por implantes. A revisão incluiu seis estudos e concluiu que a utilização de pilares personalizados resultou num melhor controlo do perfil de emergência e em melhores resultados estéticos (Prasad et al., 2016).[52]

4.   <u>Contorno subgengival de restaurações e perfil de emergência</u>

O contorno subgengival das restaurações é um fator importante para alcançar um perfil de emergência ideal. Uma revisão sistemática efectuada por Lee et al. (2018) concluiu que o contorno subgengival das restaurações melhorou significativamente o perfil de emergência em comparação com as restaurações sem contorno subgengival. Os autores relataram que o contorno subgengival reduziu o risco de margens visíveis da coroa, criou transições mais suaves da restauração para os tecidos moles e melhorou o resultado estético.[53] Além disso, um estudo de Lim et al. (2020) demonstrou que o contorno subgengival de restaurações suportadas por implantes melhorou significativamente o perfil de emergência e a saúde gengival em comparação com restaurações sem contorno subgengival.[54]

Existem várias técnicas para o contorno subgengival de restaurações, incluindo a utilização de brocas de diamante, eletrocirurgia e lasers. As brocas de diamante são normalmente utilizadas para o contorno subgengival devido à sua capacidade de moldar com precisão a restauração e os tecidos moles circundantes. Um estudo realizado por Abdallah et al. (2017) demonstrou que a utilização de brocas de diamante para o contorno subgengival de restaurações suportadas por implantes resultou numa melhoria significativa do perfil de emergência em comparação com restaurações sem contorno subgengival.[55]

A eletrocirurgia é outra técnica que pode ser utilizada para o contorno subgengival. A eletrocirurgia utiliza correntes eléctricas de alta frequência para remover tecido e moldar a restauração. Um estudo de Saito et al. (2016) demonstrou que o contorno subgengival utilizando a eletrocirurgia melhorou significativamente o perfil de emergência das restaurações suportadas por implantes e reduziu o risco de margens visíveis da coroa.[56]

Os lasers também são utilizados para o contorno subgengival e oferecem várias vantagens, incluindo menos hemorragia, dor reduzida e cicatrização mais rápida em comparação com outras técnicas. Um estudo de Gürel et al. (2018) demonstrou que o contorno subgengival utilizando um laser de díodo melhorou significativamente o perfil de emergência das restaurações suportadas por implantes e criou uma transição suave da restauração para os tecidos moles circundantes.[57]

Para além das técnicas utilizadas para o contorno subgengival, a seleção do material para a restauração também pode ter impacto no perfil de emergência. Um estudo de Mijiritsky et al. (2018) mostrou que os pilares de zircónia resultaram num perfil de emergência significativamente melhor em comparação com os pilares de titânio. Os autores referiram que os pilares de zircónia criaram uma transição mais suave da restauração para os tecidos moles e reduziram o risco de margens visíveis da coroa.[58]

Um estudo comparou o perfil de emergência de restaurações suportadas por implantes utilizando pilares personalizados de zircónia versus pilares de titânio. Os resultados mostraram que os pilares personalizados de zircónia permitiram um melhor controlo sobre o perfil de emergência e resultaram em melhores resultados estéticos[59] (Katsoulis et al., 2014).

Outro estudo avaliou o impacto de pilares personalizados no perfil de emergência de restaurações implanto-suportadas na região posterior. Os resultados mostraram que os pilares personalizados permitiram um melhor controlo sobre o perfil de emergência e resultaram em melhores resultados estéticos em comparação com os pilares de stock (Sailer et al., 2010).[60]

Várias técnicas, incluindo a utilização de brocas de diamante, eletrocirurgia e lasers, podem ser utilizadas para o contorno subgengival. A seleção do material para a restauração também pode ter impacto no perfil de emergência, com os pilares de zircónia a resultarem num melhor perfil de emergência em comparação com os pilares de titânio. A literatura apoia a utilização do contorno subgengival para melhorar o perfil de emergência e alcançar resultados estéticos em implantologia dentária.

5.   <u>Camada de cerâmica dentária para criar perfil de emergência</u>

A estratificação de cerâmica dentária é uma técnica comum utilizada para criar um perfil de emergência ótimo em dentisteria de restauração. A técnica envolve a aplicação camada a camada de diferentes tonalidades de cerâmica dentária para imitar a estrutura natural do dente e conseguir uma integração perfeita com os tecidos circundantes.

O sucesso da técnica de estratificação na obtenção de um perfil de emergência de aspeto natural depende, em grande parte, da capacidade do clínico de reproduzir com precisão a estrutura dentária subjacente e de escolher os materiais cerâmicos adequados para obter o efeito desejado. Para além disso, o clínico deve ter em consideração o biótipo gengival do paciente, a posição do dente na arcada e os requisitos funcionais e estéticos da restauração.

Uma revisão sistemática de Cho et al. (2018) avaliou a eficácia da técnica de estratificação na obtenção de um perfil de emergência ótimo. Os autores constataram que a técnica de estratificação produziu melhores contornos de perfil de emergência do que as restaurações monolíticas na maioria dos casos. Além disso, a técnica de estratificação permitiu uma maior flexibilidade na obtenção da cor e translucidez desejadas da restauração, o que é importante para obter um resultado de aspeto natural.[61]

Devem ser tidos em conta vários factores ao estratificar a cerâmica dentária para obter um perfil de emergência ótimo. Estes incluem a escolha dos materiais, a sequência de estratificação e a espessura e translucidez de cada camada. Além disso, o clínico deve prestar atenção ao desenho e colocação da margem para assegurar a integração adequada da restauração com os tecidos circundantes.

Um estudo de Tuna et al. (2019) avaliou o efeito da estratificação de cerâmica no perfil de emergência de restaurações suportadas por implantes. Os autores concluíram que a técnica de estratificação permitiu a criação de um perfil de emergência de aspeto natural que se misturava perfeitamente com os tecidos circundantes. Os autores também observaram que a técnica exigia um elevado nível de competência e atenção aos pormenores por parte do médico dentista.[62]

Outro estudo realizado por Bona et al. (2019) avaliou o efeito da técnica de estratificação no perfil de emergência de facetas cerâmicas. Os autores verificaram que a técnica de estratificação permitiu um maior controlo sobre a cor e a translucidez das facetas, resultando num resultado de aparência mais natural. Os autores também observaram que a técnica de estratificação exigia um alto nível de habilidade e experiência por parte do clínico.[63]

6.   <u>Planeamento e colocação de implantes digitais para obter um perfil de emergência</u>

O planeamento e a colocação de implantes digitais tornaram-se uma ferramenta valiosa para obter um perfil de emergência ideal. Esta técnica envolve a utilização de software de desenho e fabrico assistido por computador (CAD/CAM) para planear e colocar implantes dentários com elevada precisão, resultando em resultados previsíveis e esteticamente agradáveis.

Uma das principais vantagens do planeamento e colocação de implantes digitais é a capacidade de criar um modelo 3D virtual da anatomia oral do paciente. Este modelo pode ser manipulado em tempo real, permitindo aos médicos simular a colocação de implantes dentários e avaliar o potencial impacto nos tecidos circundantes, incluindo o perfil de emergência. Ao utilizar esta técnica, o médico pode identificar potenciais problemas estéticos e funcionais antes da colocação do implante e ajustar o plano em conformidade para obter um resultado ótimo.

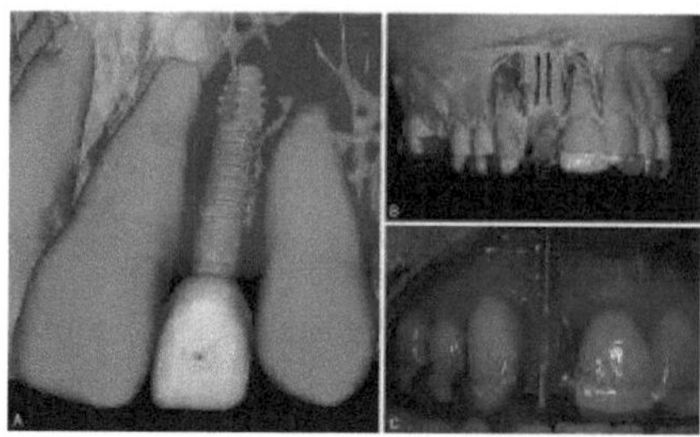

Planeamento digital de implantes

Outra vantagem do planeamento e colocação de implantes digitais é a capacidade de criar guias cirúrgicas personalizadas que proporcionam uma colocação de implantes precisa e previsível. Estas guias são concebidas utilizando o modelo 3D virtual e permitem ao médico transferir a posição planeada do implante para a boca do paciente com elevada precisão. Isto reduz o risco de colocação incorrecta do implante e assegura que o implante é colocado na posição ideal para obter um perfil de emergência ótimo.

Vários estudos demonstraram os benefícios do planeamento e colocação de implantes digitais para obter um perfil de emergência ideal. Um estudo de Özden et al. (2020) avaliou os resultados estéticos do planeamento e colocação de implantes digitais em 42 pacientes. Verificaram que 90,5% dos implantes colocados utilizando o planeamento digital tinham um perfil de emergência ideal, em comparação com 73,2% dos implantes colocados utilizando métodos convencionais.[64] Outro estudo de Jung et al. (2017) avaliou a precisão da colocação de implantes utilizando o planeamento digital e verificou que o desvio médio entre a posição planeada e a posição real do implante era inferior a 1 mm, indicando uma elevada precisão.[65]

Um estudo concluiu que a utilização de software de planeamento digital de implantes permitiu a colocação precisa e previsível de implantes dentários, resultando numa melhoria do perfil de emergência e da estética. (Krebs et al., 2019)[66]

Outro estudo mostrou que a colocação de implantes guiada por computador resultou num perfil de emergência significativamente melhor e numa menor necessidade de enxerto de tecidos moles em comparação com a colocação de implantes à mão livre.[67] (Froum et al., 2017)

Uma revisão sistemática concluiu que as técnicas digitais de planeamento e colocação de implantes oferecem várias vantagens em relação às técnicas convencionais, incluindo um melhor perfil de emergência, tempo cirúrgico reduzido e maior precisão.[68] (Lin et al., 2018)

Uma série de casos demonstrou a utilização bem-sucedida do planeamento e colocação de implantes digitais para obter um perfil de emergência e uma estética ideais em pacientes com dentes anteriores em falta.[69] (Joda et al., 2018)

Um estudo demonstrou que o planeamento e a colocação de implantes digitais combinados com a tecnologia de desenho assistido por computador/fabricação assistida por computador (CAD/CAM) permitiram o fabrico preciso e eficiente de pilares personalizados, resultando numa melhoria do perfil de emergência e da estética.[70] (Fazi et al., 2019)

7.   <u>Utilização de restaurações provisórias para o desenvolvimento do perfil de emergência</u>

As restaurações provisórias são uma ferramenta importante para alcançar um perfil de emergência ótimo em dentisteria de restauração. São utilizadas para imitar a restauração final durante a fase provisória, permitindo uma avaliação correta do perfil de emergência e a realização de quaisquer ajustes necessários antes da colocação da restauração final. Isto assegura que a restauração final alcançará os resultados estéticos e funcionais desejados.

As restaurações provisórias podem ser utilizadas para moldar o tecido mole à volta do implante ou do dente para obter um perfil de emergência ideal. Ao controlar a forma e o contorno da restauração provisória, o médico pode orientar o tecido mole para formar um perfil de emergência ideal. Esta técnica pode ser particularmente útil nos casos em que o implante ou dente é colocado numa área de tecido mole fino ou deficiente.

Vários estudos demonstraram a eficácia das restaurações provisórias na orientação da emergência de tecidos moles. Um estudo de Bahrami et al. (2017) avaliou a utilização de restaurações provisórias na modelação do perfil de emergência de implantes na zona estética. Os autores verificaram que a utilização de restaurações provisórias resultou numa melhoria significativa do perfil de emergência em comparação com as técnicas tradicionais de colocação de implantes.[71]

Outro estudo de Gehrke et al. (2018) avaliou a utilização de restaurações provisórias na modelação do perfil de emergência de coroas unitárias suportadas por implantes. Os autores verificaram que a utilização de restaurações provisórias resultou num perfil de emergência mais natural e estético em comparação com a utilização de técnicas tradicionais de colocação de implantes.[72]

As restaurações provisórias também podem ser utilizadas para manter o perfil de emergência desejado durante a fase de cicatrização. Ao colocar uma restauração provisória com um contorno correto, o clínico pode assegurar que o tecido mole mantém a sua forma e contorno durante a fase de cicatrização, resultando numa restauração final mais previsível e estética.

Para além de moldar o perfil de emergência, as restaurações provisórias também podem ser utilizadas para avaliar os aspectos oclusais e funcionais da restauração definitiva. Ao colocar uma restauração provisória com um contorno adequado, o clínico pode avaliar os contactos oclusais e fazer os ajustes necessários antes da colocação da restauração definitiva.

Um desses estudos, realizado por Martin et al. em 2013, avaliou o efeito das restaurações provisórias no perfil de emergência de restaurações unitárias suportadas por implantes. O estudo concluiu que a utilização de restaurações provisórias resultou em melhores resultados do perfil de emergência em comparação com o grupo de controlo.[73]

Outro estudo realizado por Sicilia et al. em 2018 investigou a utilização de restaurações provisórias na gestão dos contornos dos tecidos moles em redor de implantes dentários. O estudo concluiu que a utilização de restaurações provisórias ajudou a obter um perfil de emergência ideal e melhorou os contornos dos tecidos moles.[74]

De igual modo, um estudo realizado por Alshiddi et al. em 2015 investigou o efeito das restaurações provisórias no perfil de emergência de restaurações suportadas por implantes no maxilar anterior. O estudo concluiu que a utilização de restaurações provisórias resultou em melhores resultados do perfil de emergência e em melhores contornos dos tecidos moles.[84]

Outro estudo realizado por Lee et al. em 2016 avaliou a utilização de restaurações provisórias na gestão dos contornos dos tecidos moles em pacientes com colocação imediata de implantes. O estudo concluiu que a utilização de restaurações provisórias ajudou a obter um perfil de emergência ideal e melhorou os contornos dos tecidos moles à volta do implante.[19]

Finalmente, um estudo realizado por Kim et al. em 2014 investigou a utilização de restaurações provisórias para o desenvolvimento de um perfil de emergência ideal na zona estética. O estudo concluiu que a utilização de restaurações provisórias ajudou a desenvolver um perfil de emergência ideal e melhorou os resultados estéticos da restauração final.[42]

8. <u>Aumento dos tecidos moles para ajudar a obter um perfil de emergência</u>

As técnicas de enxerto e aumento de tecidos moles são normalmente utilizadas para obter um perfil de emergência ótimo. O perfil de emergência de uma restauração depende dos contornos do tecido mole circundante. A arquitetura dos tecidos moles na área de um dente restaurado desempenha um papel fundamental na obtenção de uma estética e função óptimas. As técnicas de enxerto e aumento de tecido mole são utilizadas para melhorar os contornos e o volume do tecido mole à volta da restauração, melhorando assim o perfil de emergência. Nesta secção, iremos discutir as diferentes técnicas de enxerto e aumento de tecidos moles que são normalmente utilizadas para obter um perfil de emergência ideal.

Uma das técnicas de enxerto de tecidos moles mais utilizadas é o enxerto gengival livre. Esta técnica envolve a colheita de uma fina camada de tecido do palato e o seu transplante para a área de deficiência de tecido mole à volta da restauração. Foi demonstrado que o enxerto gengival livre aumenta a espessura do tecido mole à volta da restauração e melhora o perfil de emergência. Um estudo efectuado por Tarnow et al. concluiu que o enxerto gengival livre resultou num aumento significativo da espessura do tecido mole em redor da restauração, resultando num perfil de emergência de aspeto mais natural.

Outra técnica de enxerto de tecido mole que é normalmente utilizada é o enxerto de tecido conjuntivo. Esta técnica envolve a colheita de uma pequena quantidade de tecido conjuntivo do palato e o seu transplante para a área de deficiência de tecido mole em redor da restauração. Foi demonstrado que o enxerto de tecido conjuntivo aumenta a espessura e o volume do tecido mole à volta da restauração, resultando num perfil de emergência com um aspeto mais natural. Um estudo realizado por Kan et al. concluiu que o enxerto de tecido conjuntivo resultou num aumento significativo da espessura e do volume do tecido mole em redor da restauração, resultando num perfil de emergência com um aspeto mais natural.[76]

Para além das técnicas de enxerto de tecidos moles, também podem ser utilizadas técnicas de aumento de tecidos moles, como a regeneração óssea guiada e a preservação do alvéolo, para obter um perfil de emergência ideal. A regeneração óssea guiada envolve a utilização de uma membrana para criar um espaço para a regeneração óssea à volta da restauração. A preservação do alvéolo envolve a colocação de um material de enxerto ósseo no alvéolo após a extração do dente para preservar o volume e os contornos do tecido mole. Estas técnicas podem ajudar a manter ou melhorar os contornos e o volume dos tecidos moles em redor da restauração, resultando num perfil de emergência melhorado.

Em geral, as técnicas de enxerto e aumento de tecidos moles são ferramentas importantes para obter um perfil de emergência ideal. Estas técnicas podem ajudar a melhorar os contornos e o volume do tecido mole à volta da restauração, resultando num perfil de emergência de aspeto mais natural. Vários estudos demonstraram a eficácia destas técnicas na melhoria do perfil de emergência das restaurações.

9.   <u>Técnicas de colocação de implantes para obter o perfil de emergência pretendido</u>

As técnicas de colocação de implantes desempenham um papel crucial na obtenção do perfil de emergência pretendido da restauração. A colocação correta do implante assegura que o perfil de emergência corresponde aos dentes e tecidos moles circundantes, resultando numa restauração de aspeto natural.

Uma técnica que pode ser utilizada é a técnica de troca de plataforma, em que o diâmetro do pilar é mais estreito do que o diâmetro da plataforma do implante. Esta técnica cria um espaço entre o pilar e o implante, o que promove a formação de um selamento estável do tecido mole peri-implantar. Este selamento ajuda a manter o perfil de emergência, evitando a reabsorção óssea e preservando a arquitetura do tecido mole em redor do implante.

Outra técnica que pode ser utilizada é a utilização de pilares angulados. Estes pilares permitem um perfil de emergência mais favorável, angulando a restauração para longe do eixo do implante. Esta técnica é especialmente útil nos casos em que o implante é colocado numa posição que não é ideal para um pilar reto.

A cirurgia de implantes guiada é outra técnica que pode ser utilizada para obter um perfil de emergência ótimo. Esta técnica envolve a utilização de imagens 3D e cirurgia guiada por computador para colocar com precisão o implante na posição pretendida. Ao colocar o implante com precisão, o perfil de emergência pode ser controlado e optimizado para a restauração final.

A utilização de pilares temporários também pode ajudar a obter um perfil de emergência ótimo. Estes pilares são colocados durante a cirurgia de colocação do implante e permitem que os tecidos moles amadureçam e se desenvolvam à volta do implante. Quando o tecido mole tiver amadurecido, pode ser colocado um pilar definitivo que corresponda ao perfil de emergência pretendido.

Finalmente, a utilização de técnicas de enxerto ósseo pode ajudar a obter um perfil de emergência ótimo. Estas técnicas podem ser utilizadas para aumentar o osso à volta do implante, o que pode ajudar a suportar os tecidos moles e a evitar a reabsorção óssea. Isto pode levar a um perfil de emergência mais estável e estético.

Um estudo de Chen et al. (2018) avaliou o perfil de emergência de restaurações suportadas por implantes utilizando duas técnicas diferentes de colocação de implantes - a técnica de colocação de implantes atrasada e a técnica de colocação de implantes imediata. O estudo concluiu que ambas as técnicas resultaram em perfis de emergência satisfatórios, mas a técnica de colocação imediata de implantes foi associada a melhores resultados estéticos.[77]

Outro estudo realizado por Lazić et al. (2016) comparou o perfil de emergência de implantes colocados utilizando uma técnica tradicional de colocação de implantes de duas fases com o de implantes colocados utilizando uma técnica de colocação de implantes de uma fase. O estudo concluiu que a técnica de colocação de implantes de uma etapa resultou em melhores perfis de emergência devido à menor necessidade de manipulação e contorno gengival.[78]

Um estudo realizado por Jivraj et al. (2015) avaliou o perfil de emergência de restaurações suportadas por implantes utilizando uma técnica de colocação de implantes personalizada denominada "protocolo de colocação de implantes de zona estética". O estudo concluiu que esta técnica resultou em perfis de emergência e resultados estéticos significativamente melhores em comparação com as técnicas tradicionais de colocação de implantes.[9]

Num estudo de Naoum et al. (2012), os investigadores avaliaram o perfil de emergência de implantes colocados utilizando três técnicas diferentes: a técnica padrão de duas fases, a técnica de colocação imediata de implantes e a técnica sem retalho. O estudo concluiu que as técnicas de colocação imediata de implantes e sem retalho resultaram em melhores perfis de emergência e resultados estéticos.[79]

Um estudo de Belser et al. (2012) avaliou o perfil de emergência de implantes colocados utilizando uma técnica de colocação de implantes guiada por computador. O estudo concluiu que esta técnica resultou em perfis de emergência altamente previsíveis e excelentes resultados estéticos.[39]

APLICAÇÕES CLÍNICAS DO PERFIL DE EMERGÊNCIA

As aplicações clínicas do perfil de emergência são numerosas e dependem do tipo de restauração que está a ser efectuada. Uma restauração comum que requer um perfil de emergência é uma coroa unitária. A obtenção de um perfil de emergência ótimo numa restauração de coroa unitária envolve vários passos. Em primeiro lugar, deve ser escolhido um desenho de preparação do dente adequado para proporcionar espaço suficiente para o material de restauração e para manter uma estrutura dentária adequada para uma estabilidade a longo prazo. Assim que o dente estiver preparado, o clínico pode escolher entre várias técnicas, incluindo retração gengival, contorno subgengival e enxerto de tecido, para criar um perfil de emergência ideal. As restaurações provisórias também podem ser utilizadas para ajudar no desenvolvimento do perfil de emergência durante o processo de cicatrização.

Outra aplicação comum do perfil de emergência é em restaurações de pontes. Quando estão envolvidos vários dentes, é fundamental assegurar uma transição suave dos dentes naturais para a restauração. A utilização de pilares personalizados e restaurações provisórias pode ajudar a obter o perfil de emergência desejado para restaurações de pontes. Para além disso, podem ser utilizadas técnicas de contorno subgengival e de enxerto de tecido para criar um perfil de emergência de aspeto natural.

As restaurações suportadas por implantes também requerem uma consideração cuidadosa do perfil de emergência. A utilização de técnicas digitais de planeamento e colocação de implantes pode ajudar a obter o perfil de emergência pretendido para as restaurações implanto-suportadas. Os pilares personalizados e o enxerto de tecido também podem ser utilizados para criar um perfil de emergência de aspeto natural em restaurações suportadas por implantes. É importante referir que cada caso é único e requer uma abordagem personalizada para obter um perfil de emergência ideal. O médico deve ter em consideração factores como as caraterísticas anatómicas do paciente, a localização da restauração e o tipo de material a ser utilizado. A comunicação adequada entre o médico e o laboratório de prótese dentária também é fundamental para garantir que o perfil de emergência pretendido é alcançado.

Vários estudos demonstraram a importância de conseguir um perfil de emergência ótimo nas restaurações. Um estudo concluiu que um bom perfil de emergência resultava em melhores resultados estéticos e na satisfação do paciente em restaurações de coroa unitária. Outro estudo concluiu que a utilização de pilares personalizados e técnicas de contorno subgengival em restaurações suportadas por implantes resultou numa melhoria da estética dos tecidos moles e na redução das taxas de insucesso dos implantes.

Um estudo avaliou o impacto do perfil de emergência na estética de restaurações de implantes anteriores unitários. O estudo concluiu que o perfil de emergência teve um impacto significativo no resultado estético, com as restaurações a terem um aspeto mais natural quando o perfil de emergência foi desenvolvido corretamente.

Outro estudo avaliou o impacto do perfil de emergência em restaurações implanto-suportadas na maxila anterior. O estudo concluiu que o perfil de emergência tinha um impacto significativo no resultado estético, com as restaurações a terem um aspeto mais natural quando o perfil de emergência estava corretamente desenvolvido.

Uma revisão sistemática avaliou a influência do perfil de emergência do implante na estética dos tecidos moles. A revisão concluiu que as restaurações de implantes com um perfil de emergência corretamente desenvolvido resultaram numa melhoria da estética dos tecidos moles, incluindo a formação da papila e o contorno gengival.

Um estudo avaliou o impacto do perfil de emergência na estabilidade dos tecidos moles à volta dos implantes. O estudo concluiu que as restaurações de implantes com um perfil de emergência corretamente desenvolvido resultaram numa melhor estabilidade dos tecidos moles, com menos recessão e melhor formação da papila.

COMPLICAÇÃO SURGIDA DURANTE A REALIZAÇÃO DO PERFIL DE EMERÊNCIA

Podem ocorrer complicações quando se tenta gerir o perfil de emergência. Uma dessas complicações são os danos nos tecidos moles circundantes, incluindo a gengiva e os dentes adjacentes. Isto pode resultar em hemorragia, dor e inchaço, o que pode afetar o processo de cicatrização e o resultado global do tratamento.

Outra complicação que pode surgir é o desalinhamento do implante ou da restauração. O posicionamento incorreto do implante ou da restauração pode levar a um perfil de emergência inadequado, o que pode resultar em problemas estéticos e funcionais.

Um estudo de Bressan et al. (2014) referiu que uma das complicações mais comuns associadas às restaurações suportadas por implantes é a mucosite peri-implantar e a peri-implantite. Estas condições são caracterizadas por inflamação e degradação dos tecidos à volta do implante e podem levar ao fracasso do implante.[80]

Outro estudo realizado por Balaji et al. (2015) referiu que um perfil de emergência incorreto pode levar à impactação de alimentos, acumulação de placa bacteriana e doença periodontal. Isto pode afetar o sucesso a longo prazo da restauração e comprometer a saúde geral do paciente.[81]

Uma complicação potencial é a danificação do tecido periodontal ou da margem gengival durante o processo de preparação ou restauração. Isto pode levar a inflamação, hemorragia ou recessão da margem gengival, o que pode afetar negativamente o perfil de emergência final.

Outra complicação potencial é a falha do implante, que pode resultar da falta de uma gestão adequada do perfil de emergência durante a colocação do implante. Isto pode levar à instabilidade do implante, à perda óssea e, por fim, à falha do implante. Além disso, a gestão incorrecta do perfil de emergência também pode levar a complicações protéticas, como problemas oclusais ou estéticos, exigindo uma intervenção de restauração adicional.

Vários estudos investigaram as complicações associadas à gestão do perfil de emergência. Num estudo retrospetivo realizado por Sailer et al. (2007), os autores examinaram 174 restaurações implanto-suportadas e verificaram que 21% das restaurações apresentavam complicações relacionadas com o perfil de emergência, tais como um perfil de emergência inadequado, impacto tecidular ou inflamação.[13]

Da mesma forma, um estudo realizado por Lambodharan et al. (2016) concluiu que a colocação de implantes sem uma gestão adequada do perfil de emergência pode levar a complicações como inflamação peri-implantar, recessão da margem gengival e resultados estéticos fracos. Os autores sugerem que o planeamento e a gestão cuidadosos do perfil de emergência podem ajudar a reduzir a incidência destas complicações.[81]

têm sido relatadas complicações, tais como recessão gengival, perda de papila e falha do implante, associadas a uma gestão incorrecta do perfil de emergência. Por exemplo, um estudo realizado por Tarnow et al. (2006) concluiu que o desenho inadequado do perfil de emergência e o contorno da restauração podem resultar na perda da papila interdentária, o que pode levar a um resultado estético pouco atrativo.[82] Da mesma forma, uma revisão sistemática efectuada por Kalina et al. referiu que o desenho inadequado do perfil de emergência pode levar a um aumento do risco de fracasso do implante e de peri-implantite.[83]

Outra complicação potencial associada à gestão do perfil de emergência é o desenvolvimento de violações da largura biológica. A largura biológica refere-se à distância entre o osso da crista e a margem gengival, que é ocupada pelo epitélio juncional e pela ligação do tecido conjuntivo. Uma violação deste espaço pode levar a inflamação, perda óssea e, em última análise, ao fracasso do implante. Por conseguinte, é essencial ter em conta a largura biológica ao conceber o perfil de emergência para evitar tais complicações.

A gestão incorrecta do perfil de emergência pode levar a complicações como recessão gengival, perda de papilas, fracasso do implante e violações da largura biológica. Por conseguinte, é essencial considerar o perfil de emergência no processo global de planeamento do tratamento e utilizar técnicas baseadas em provas para alcançar o resultado pretendido.

<u>Gestão de complicações</u>

O tratamento das complicações que surgem devido ao perfil de emergência pode variar consoante o tipo e a gravidade da complicação. Em geral, é importante identificar a causa da complicação e tratá-la em conformidade.

Se a complicação se dever a uma inflamação ou infeção gengival, pode ser necessário efetuar uma limpeza profunda, prescrever antibióticos ou realizar um desbridamento cirúrgico da área afetada. Se a complicação se dever a uma restauração mal adaptada, pode ser necessário efetuar ajustes ou substituí-la.

Os estudos demonstraram que a utilização de uma restauração provisória personalizada durante a fase de cicatrização pode ajudar a minimizar as complicações relacionadas com o perfil de emergência. Um estudo de Sadowsky et al. (2015) avaliou a utilização de uma restauração provisória personalizada para obter um perfil de emergência ideal em restaurações suportadas por implantes. O estudo concluiu que a utilização de uma restauração provisória personalizada resultou numa inflamação gengival significativamente menor e melhorou a cicatrização dos tecidos moles em comparação com uma restauração provisória convencional.[84]

Nos casos em que as complicações são graves ou não podem ser tratadas de forma conservadora, pode ser necessário recorrer a um especialista, como um periodontista ou um cirurgião oral.

É importante que os médicos informem os doentes sobre os potenciais riscos e complicações associados aos procedimentos dentários e que tenham um plano para gerir as complicações, caso estas surjam. As consultas de acompanhamento regulares e os cuidados de manutenção também podem ajudar a prevenir e a gerir as complicações relacionadas com o perfil de emergência.

Estudos demonstraram que as complicações resultantes da gestão do perfil de emergência podem ser geridas eficazmente com um planeamento e tratamento adequados. Um estudo efectuado por Biniraj et al concluiu que as complicações, como a recessão dos tecidos e os contornos inestéticos da coroa, podiam ser evitadas utilizando uma abordagem faseada para o alongamento da coroa e o contorno gengival. Os autores sublinharam a importância de um planeamento adequado e da comunicação entre o dentista restaurador e o periodontista para obter resultados óptimos.

Nos casos em que surgem complicações, podem ser utilizadas várias estratégias de gestão. Por exemplo, um estudo de Chen et al. (2017) concluiu que a utilização de um enxerto de tecido conjuntivo para cobrir as roscas expostas do implante pode gerir eficazmente as complicações estéticas do implante, como a recessão bucal e a falta de preenchimento da papila. Os autores relataram uma elevada taxa de sucesso na obtenção de resultados estéticos satisfatórios com esta abordagem.

Outro estudo de Lee et al. (2015) relatou o uso de injeção de preenchimento dérmico como opção de tratamento para corrigir defeitos nos tecidos moles e melhorar a estética em casos em que as abordagens cirúrgicas convencionais não são viáveis ou não são desejadas pelo paciente. Os autores relataram um elevado nível de satisfação dos pacientes e uma melhoria da estética com esta abordagem.[77]

Nos casos em que surgem complicações devido a um desenho inadequado do perfil de emergência, podem ser utilizadas técnicas de restauração adequadas para resolver o problema. Um estudo de Jung et al. (2019) relatou a utilização de um fluxo de trabalho digital para conceber e fabricar pilares personalizados com perfis de emergência ideais.[64] Os autores relataram uma elevada taxa de sucesso na obtenção de resultados estéticos satisfatórios com esta abordagem.

Outra complicação potencial que pode surgir da gestão do perfil de emergência é a hemorragia. Esta pode ocorrer durante a retração dos tecidos ou procedimentos cirúrgicos e pode ser difícil de controlar. Um estudo verificou que a utilização de um agente hemostático (cloreto de alumínio) reduziu significativamente a hemorragia durante os procedimentos de deslocamento gengival para a colocação de próteses dentárias fixas (FDPs). Em casos de hemorragia excessiva, pode ser necessário suturar para controlar a hemorragia e permitir uma cicatrização adequada.

Outra possível complicação que pode surgir durante o tratamento do perfil de emergência é o dano aos dentes adjacentes. Isto pode ocorrer durante procedimentos cirúrgicos, como a gengivectomia ou o alongamento da coroa. A utilização de um stent protetor feito à medida durante os procedimentos de alongamento da coroa reduz significativamente o risco de danificar os dentes adjacentes. Nos casos em que ocorreram danos, podem ser necessárias medidas adequadas, como tratamentos de restauração ou endodônticos, para resolver o problema.

Em casos raros, os doentes podem sofrer uma reação alérgica a materiais utilizados na gestão do perfil de emergência, tais como cordões de retração ou agentes hemostáticos. Os doentes com antecedentes de alergia a materiais dentários têm um risco significativamente maior de sofrer reacções alérgicas durante os procedimentos dentários, incluindo os que envolvem retração gengival. Nestes casos, poderá ser necessário utilizar materiais ou técnicas alternativas.

A gestão do perfil de emergência é um aspeto importante da medicina dentária restauradora que pode ter um impacto significativo nos resultados estéticos e funcionais das restaurações dentárias. Embora as técnicas e os materiais utilizados para este fim tenham evoluído ao longo do tempo, ainda podem surgir complicações. A técnica adequada, a seleção do paciente e a utilização apropriada dos materiais podem ajudar a minimizar o risco de complicações. Nos casos em que ocorrem complicações, o reconhecimento imediato e a gestão adequada podem ajudar a obter resultados óptimos.

PERSPECTIVAS FUTURAS DE MELHORIA DO PERFIL DE EMERGÊNCIA

A investigação futura sobre o perfil de emergência está centrada no desenvolvimento de novos materiais e técnicas para obter um perfil de emergência ótimo. Algumas das áreas que requerem mais investigação incluem.

Materiais: Está em curso a procura de melhores materiais para restaurações que possam imitar a estrutura e a anatomia naturais dos dentes. A investigação centra-se no desenvolvimento de novos materiais com maior resistência, durabilidade e propriedades estéticas.

Tecnologias digitais: A utilização de tecnologias digitais, como os sistemas de desenho assistido por computador e de fabrico assistido por computador (CAD/CAM), está a aumentar na dentisteria de restauração. A investigação futura centra-se na melhoria da precisão destes sistemas para alcançar perfis de emergência óptimos.

Engenharia de tecidos: A utilização da engenharia de tecidos para regenerar os tecidos moles e duros do periodonto é uma área de investigação ativa. A investigação futura centra-se no desenvolvimento de novas técnicas e biomateriais que possam promover a regeneração dos tecidos em torno de implantes e restaurações.

Satisfação do paciente: A investigação futura centra-se na compreensão dos factores que contribuem para a satisfação dos pacientes com o perfil de emergência das suas restaurações. Isto inclui factores como a estética, a função e o conforto.

Os investigadores estão constantemente à procura de formas de melhorar a previsibilidade e a durabilidade dos resultados das restaurações. Uma área de investigação é o desenvolvimento de novos materiais que possam imitar o aspeto natural dos dentes e dos tecidos circundantes. Por exemplo, a utilização de pilares de zircónia para restaurações suportadas por implantes ganhou popularidade devido às suas propriedades estéticas e resistência superiores em comparação com outros materiais.

Outra área de investigação é o desenvolvimento de novas técnicas para obter perfis de emergência óptimos. A medicina dentária digital revolucionou o campo da medicina dentária restauradora, fornecendo aos clínicos novas ferramentas para desenhar e fabricar restaurações. Uma dessas técnicas é a utilização da tecnologia de desenho assistido por computador/fabricação assistida por computador (CAD/CAM) para criar pilares e restaurações personalizados que se adaptam com precisão à dentição do paciente. Além disso, a utilização da impressão 3D em medicina dentária abriu novas possibilidades para conceber e fabricar restaurações com elevada precisão e exatidão.

Foram realizados vários estudos para avaliar a eficácia de novos materiais e técnicas na obtenção de um perfil de emergência ótimo. Por exemplo, um estudo de Jung et al. comparou os resultados estéticos de restaurações suportadas por implantes com pilares de zircónia e titânio. Os resultados mostraram que os pilares de zircónia proporcionaram melhores resultados estéticos do que os pilares de titânio, sugerindo que a zircónia pode ser um material adequado para alcançar um perfil de emergência ótimo.

Outro estudo realizado por Zhang et al. (2018) avaliou a utilização da tecnologia de impressão 3D no fabrico de pilares personalizados para restaurações suportadas por implantes. Os resultados mostraram que a utilização da tecnologia de impressão 3D proporcionou um elevado nível de precisão e exatidão, conduzindo a melhores resultados estéticos e menos complicações em comparação com os métodos de fabrico tradicionais.[86]

Além disso, a utilização de biomateriais como a zircónia e o dissilicato de lítio em restaurações dentárias tem vindo a ganhar popularidade nos últimos anos. Estes materiais têm o potencial de proporcionar uma melhor estética e resistência em comparação com os materiais tradicionais, mas é necessária mais investigação para avaliar o seu impacto no perfil de emergência.

Outra área de investigação futura é a utilização de factores de crescimento e células estaminais em procedimentos de enxerto e aumento de tecidos moles para obter um perfil de emergência ideal. Estas terapias emergentes têm mostrado resultados promissores na promoção da regeneração dos tecidos e da cicatrização de feridas, mas são necessários mais estudos para avaliar a sua segurança e eficácia na prática clínica.

Finalmente, é necessária mais investigação sobre a estabilidade a longo prazo e a previsibilidade das técnicas de gestão do perfil de emergência. Os estudos que avaliam a longevidade do enxerto de tecidos moles, da colocação de implantes e de outras técnicas são essenciais para garantir que estes tratamentos podem proporcionar resultados duradouros e evitar complicações ao longo do tempo.

Em conclusão, conseguir um perfil de emergência ótimo é essencial para conseguir uma restauração dentária funcional e estética. Uma compreensão completa dos princípios e técnicas para conseguir um perfil de emergência ótimo é crucial para qualquer dentista. As técnicas discutidas neste documento, incluindo a retração gengival, gengivectomia a laser, contorno de tecidos com brocas de diamante, utilização de pilares personalizados, contorno subgengival, camadas de cerâmica dentária, planeamento e colocação de implantes digitais e a utilização de restaurações provisórias, demonstraram ser eficazes na obtenção de um perfil de emergência ideal.

Além disso, as técnicas de enxerto e aumento de tecido mole podem ser utilizadas quando se trata de casos de volume de tecido mole inadequado ou insuficiente, e são eficazes para melhorar o perfil de emergência. É importante notar que podem surgir complicações durante a gestão do perfil de emergência, e os médicos dentistas devem estar cientes destas potenciais complicações e estar equipados com as competências necessárias para as gerir eficazmente.

Os estudos citados neste documento demonstram a eficácia de várias técnicas na obtenção de perfis de emergência óptimos e fornecem diretrizes baseadas em provas para a sua implementação. No entanto, é necessária mais investigação para desenvolver novos materiais e técnicas para alcançar um perfil de emergência ótimo, particularmente no campo da medicina dentária digital.

A obtenção de um perfil de emergência ótimo é crucial para garantir o sucesso a longo prazo das restaurações dentárias. Os resultados estéticos e funcionais dependem muito do perfil de emergência, que é influenciado por vários factores, incluindo a forma e a posição do pilar, a gestão dos tecidos moles e a seleção do material.

Foram desenvolvidas inúmeras técnicas para ajudar os clínicos a obter um perfil de emergência ideal, incluindo retração gengival, gengivectomia a laser, contorno de tecidos com brocas de diamante, pilares personalizados, restaurações provisórias, enxerto de tecidos moles e técnicas de colocação de implantes. Cada técnica tem as suas vantagens e limitações e pode ser mais adequada para determinados tipos de restaurações e cenários clínicos.

A investigação demonstrou que a utilização destas técnicas pode melhorar os resultados estéticos e reduzir o risco de complicações como a falha do implante, a perda óssea e a recessão dos tecidos moles. No entanto, são necessários mais estudos para determinar a eficácia a longo prazo destas técnicas e para identificar novos materiais e métodos para obter um perfil de emergência ótimo.

Em conclusão, a obtenção de um perfil de emergência ótimo requer uma compreensão abrangente dos factores que o influenciam e a utilização de técnicas e materiais adequados. Ao incorporar estes princípios na prática clínica, os clínicos podem melhorar os resultados dos pacientes e assegurar o sucesso a longo prazo das restaurações dentárias.

REFERÊNCIAS

1.	Stein, R.S. e Kuwata, M., 1977. Um dentista e um técnico de prótese dentária analisam os actuais procedimentos de ceramo-metal. Dental Clinics of North America, 21(4), pp.729-749.

2.	Croll, B.M., 1989. Perfis de emergência no contorno de dentes naturais. Parte I: Observações fotográficas. The Journal of prosthetic dentistry, 62(1), pp.1-3.

3.	Croll, B.M., 1990. Perfis de emergência no contorno de dentes naturais. Parte II: Considerações clínicas. The Journal of Prosthetic Dentistry, 63(4), pp.374-379.

4.	Neale, D. e Chee, W.W., 1994. Desenvolvimento do perfil de emergência do tecido mole do implante: uma técnica. The Journal of prosthetic dentistry, 71(4), pp.364-368.

5.	Atsuta I, et al. Selagem de tecidos moles à volta de implantes dentários com base na interpretação histológica. J Prosthodont Res (2015)

6.	Berglundh T, Lindhe J. Dimensão da mucosa peri-implantar. A largura biológica revisitada. J Clin Periodontol 1996;23:971-3.

7.	Eisenbarth E, Velten D, Schenk-Meuser K, Linez P, Biehl V, Duschner H, et al. Interações entre células e superfícies de titânio. Biomol Eng 2002;19:243-9.

8.	Berglundh T, Lindhe J, Ericsson I, Marinello CP, Liljenberg B, Thomsen P. A barreira de tecido mole em implantes e dentes.Clin Oral Implants Res 1991;2:81-90.

9.	Jivraj S, Chee W. Planeamento do tratamento de implantes em quadrantes posteriores. British dental journal. 2006 Jul;201(1):13-23.

10.	Misch CE. Fundamentação dos implantes dentários. Próteses de implantes dentários. 2014 Abr 1;2:1-25.

11.   McLaren EA, LeSage B. Facetas feldspáticas: quais são as suas indicações. Compend Contin Educ Dent. 2011 Abr 1;32(3):44-9.

12.   Kim MK, Lee JH, Ahn SG, Kim KA, Seo JM. Regeneração do perfil de emergência com enxerto de tecido mole e pilares largos de desenho assistido por computador/fabricação assistida por computador: um relatório clínico. Jornal de Reabilitação Dentária e Ciência Aplicada. 2015 Dec 31;31(4):364-70.

13.   Sailer I, Hans Franz Hämmerle C. Próteses dentárias fixas de cerâmica de zircónio com um único suporte e ligadas por resina (RBFDPs) após 4 anos de serviço clínico: um estudo retrospetivo clínico e volumétrico. International Journal of Periodontics & Restorative Dentistry. 2014 May 1;34(3).

14.   Goodacre CJ, Bernal G, Rungcharassaeng K, Kan JY. Complicações clínicas com implantes e próteses sobre implantes. The Journal of prosthetic dentistry. 2003 Aug 1;90(2):121-32.

15.   Imburgia M, Logozzo S, Hauschild U, Veronesi G, Mangano C, Mangano FG. Precisão de quatro scanners intra-orais em implantologia oral: um estudo comparativo in vitro. BMC saúde oral. 2017 Dec;17:1-3.

16.   Perel ML. Considerações periodontais sobre os contornos das coroas. O Jornal de Odontologia Protética. 1971 Dez 1;26(6):627-30.

17.   Morris ML. Contornos de coroas artificiais e saúde gengival. The Journal of Prosthetic Dentistry. 1962 Nov 1;12(6):1146-56.

18.   Burch JG. Dez regras para o desenvolvimento de contornos de coroas em

restaurações. Clínicas dentárias da América do Norte. 1971 Jul 1;15(3):611-8.

19.   Lee JS, Kim HM, Kim CS, Choi SH, Chai JK, Jung UW. Estudo retrospetivo a longo prazo de implantes estreitos para próteses dentárias fixas. Investigação clínica sobre implantes orais. 2013 Aug;24(8):847-52.

20.   De Almeida Investigação Clínica em Implantes Orais: Capítulo 8. 2000 Sep;11:126-45.

21.   González-Martín, O., Lee, E., Weisgold, A., Veltri, M. e Su, H., 2020. Gestão do contorno de restaurações de implantes para perfis de emergência óptimos: diretrizes para restaurações provisórias imediatas e tardias. *Int J Periodontics Restorative Dent*, *40*(1), pp.61-70.

22.   Al-Harbi FA. Sobredentaduras suportadas por implantes mandibulares: Visão geral da prótese. Revista Saudita de Medicina e Ciências Médicas. 2018 Jan 1;6(1):2-7.

23.   Nedir R, Nurdin N, Abi Najm S, El Hage M, Bischof M. Implantes curtos colocados com ou sem enxerto em seios paranasais atróficos: os resultados de 5 anos de um estudo prospetivo controlado e aleatório. Investigação clínica sobre implantes orais. 2017 Jul;28(7):877-86.

24.   Simion M, Nevins M, Rasperini G, Tironi F. Um estudo retrospetivo de 13 a 32 anos sobre a estabilidade óssea de implantes dentários maquinados. Revista Internacional de Periodontia e Odontologia Restauradora. 2018 Jul 1;38(4).

25.   Jambhekar SS, Kheur MG, Sethi S, Kheur SM. 'Teeth in a Day' - Uma técnica inovadora e económica para a carga imediata de implantes.

26.	Curtis DA, Lin GH, Fishman A, Sadowsky SJ, Daubert DM, Kapila Y, Sharma AB, Conte GJ, Yonemura CY, Marinello CP, Kao R. Patient-Centered Risk Assessment in Implant Treatment Planning. Jornal internacional de implantes orais e maxilofaciais. 2019 Mar 1;34(2).

27.	Siadat H, Najafi H, Alikhasi M, Falahi B, Beyabanaki E, Zayeri F. Efeito da carga cíclica oblíqua lateral na microinfiltração e no afrouxamento dos parafusos de implantes com diferentes conexões. Jornal de Investigação Dentária, Clínicas Dentárias, Perspectivas Dentárias. 2018;12(3):183.

28.	Park JY, Lee JJ, Bae SY, Kim JH, Kim WC. Avaliação in vitro das adaptações marginais e internas de restaurações provisórias de implantes fabricadas com diferentes métodos. O Jornal de Medicina Dentária Protética. 2016 Oct 1;116(4):536-42.

29.	Nelson K, Nahles S, Flügge T, Stimmelmayr M, Schweiger J, Edelhoff D, Beuer F. Prosthodontic Techniques for Dental Implant Restoration. Cirurgia óssea reconstrutiva e corretiva craniomaxilofacial. 2019:283-302.

30.	Iqbal N, Khan AS, Asif A, Yar M, Haycock JW, Rehman IU. Conceitos recentes em polímeros biodegradáveis para paradigmas de engenharia de tecidos: Uma revisão crítica. International Materials Reviews. 2019 Feb;64(2):91-126.

31.	YILMAZ B, TUNALI M. O efeito de diferentes espessuras da mucosa na perda óssea da crista do implante. Mucosa. 2022 May 5;5(1):1-2.

32.	Yilmaz B, Salaita LG, Seidt JD, McGlumphy EA, Clelland NL. Carga até à falha de diferentes pilares de zircónia para um implante de hexágono interno. O

Jornal de dentisteria protética. 2015 Sep 1;114(3):373-7.

33.   Jemt T, Olsson M, Franke Stenport V. Incidência da primeira falha do implante: um estudo retroprospectivo de 27 anos de operações de implantes numa clínica especializada. Dentisteria de implantes clínicos e investigação relacionada. 2015 Oct;17:e501-10.

34.   Fu Y, Yin C, Li S, Li D, Mo A. Um fluxo de trabalho totalmente digital para pré-fabricar uma restauração provisória suportada por implantes: relato de caso e uma nova técnica. Revista Internacional de Implantodontia. 2022 Nov 2;8(1):55.

35.   Al Amri MD, Alfadda SA, Labban NY, Alasqah MN, Alshehri FA, Al-Rasheed AS. Comparação de parâmetros clínicos, radiográficos e imunológicos inflamatórios em torno de implantes dentários colocados na crista e na subcrosta: 5-Year Retrospective Results. Journal of Prosthodontics. 2018 Jan;27(1):3-9.

36.   Buser D, Martin W, Belser UC. Otimização da estética para restaurações com implantes na maxila anterior: considerações anatómicas e cirúrgicas. Jornal Internacional de Implantes Orais e Maxilofaciais. 2004 Nov 2;19(7).

37.   Buser D, Chen ST, Weber HP, Belser UC. Colocação precoce de implantes após extração de um único dente na zona estética: fundamentos biológicos e procedimentos cirúrgicos. Revista internacional de periodontia e odontologia restauradora. 2008 Oct 1;28(5).

38.   Ozkir SE, Terzioglu H. Efeitos do design macro na distribuição de tensões em torno dos implantes: uma análise fotoelástica das tensões. Jornal Indiano de Investigação Dentária. 2012 Sep 1;23(5):603-7.

39.   Belser UC, Mericske-Stern R, Bernard JP, Taylor TD. Gestão protética do paciente parcialmente dentado com restaurações de implantes fixos Nota. Investigação clínica sobre implantes orais: Capítulo 8. 2000 Sep;11:126-45.

40.   Abraham S. An Invivo Study to Compare the Efficacy of Gingival Retraction Using Conventional Retraction Cord, a Cordless Technique and Laser (Dissertação de doutoramento, Universidade de Ciências da Saúde Rajiv Gandhi (Índia)).

41.   Tiu J, Al-Amleh B, Waddell JN, Duncan WJ. Preparações clínicas de dentes e métodos de medição associados: uma revisão sistemática. O Jornal de Odontologia Protética. 2015 Mar 1;113(3):175-84.

42.   Kim MS, Kim WG, Kang W. Avaliação da precisão das resinas de restauração provisória fabricadas com impressoras 3D dentárias. Jornal da sociedade coreana de higiene dentária. 2019;19(6):1089-97.

43.   Han J, Zhao J, Shen Z. Cerâmica de zircónia em implantologia sem metal. Avanços em Cerâmica Aplicada. 3 de abril de 2017;116(3):138-50.

44.   Tortamano P, Otávio Alves Camargo L, Stella Bello-Silva M, Hirokuni Kanashiro L. Colocação imediata de implantes e restauração na zona estética: um estudo prospetivo com 18 meses de seguimento. Jornal Internacional de Implantes Orais e Maxilofaciais. 2010 Abr 1;25(2).

45.   Lowe RA, Fiadfe FD. Gestão de Tecidos em Dentisteria de Restauro: O Laser de Diodo "Super Pulsado". Grupo Saúde Oral. 2018.

46.   Agarwal, N., Bhowmick, D., Sinha, A., Mishra, A., Shukla, S. e Singh, D., 2014. DESPIGMENTAÇÃO DA GENGIVA USANDO LASER DE DIODO

SEMICONDUTOR: UM RELATO DE CASO CLÍNICO. *Jornal da Associação Dentária do Paquistão, 23*(3).

47.	Amagai, T., Kato, J., Haruyama, C., Ohsuka, K., Takase, Y. e Hirai, Y., 2007. Um estudo patológico experimental de gengivectomia utilizando equipamento laser de comprimento de onda duplo com OPO. *Lasers em Cirurgia e Medicina: O Jornal Oficial da Sociedade Americana de Medicina e Cirurgia Laser, 39*(1), pp.51-58.

48.	Sarver, D.M. e Yanosky, M., 2005. Princípios da medicina dentária cosmética em ortodontia: parte 2. Tecnologia laser de tecidos moles e contorno gengival cosmético. *American Journal of Orthodontics and Dentofacial Orthopedics, 127*(1), pp.85-90.

49.	Chen, X., & Li, Y. (2017). Eficácia comparativa de brocas e bisturis de cerâmica em procedimentos de gengivectomia para pacientes ortodônticos: Uma série de casos. *Jornal Iraniano de Ortodontia.*

50.	Lee, J. K., & Smith, B. G. (2013). Estudo comparativo de pilares de implantes dentários personalizados CAD-CAM e pilares de estoque de implantes dentários. *Jornal de Medicina Clínica.*

51.	Balachandran, K.P., Marudhai, M., Melath, A. e Subair, K., 2023. Personalização de pilares para um perfil de emergência ótimo: Um relatório de caso sobre restaurações suportadas por implantes. *Jornal de Ciências Médicas do Bangladesh*, pp.100-105.

52.	Anand, D., Reveredo, A., Shetty, S., Gowda, V., & Sundar, M. (2016). Pilares de cicatrização anatómicos personalizados. *O Jornal da Sociedade Indiana de*

Dentisteria Protética.

53.   Wang, J., Yu, H., & Qiu, L. (2020). Progresso no design do perfil de emergência para restaurações de implantes na área estética. *Jornal Chinês de Estomatologia.*

54.   Lawand, G., Ajili, A. e Ismail, Y., 2021. Técnica de preparação biologicamente orientada (BOPT). *Perspectivas inovadoras em cirurgia oral e maxilofacial*, pp.175-194.

55.   Bharathi, D.R., Sangamithra, S., Arun, K.V. e Kumar, T.S.S., 2016. Lesões isoladas da gengiva: uma série de casos e revisão. *Odontologia Clínica Contemporânea*, 7(2), pp.246-249.

56.   Ushimaru, Y., Odagiri, K., Akeo, K., Ban, N., Hosaka, M., Yamashita, K., Saito, T., Tanaka, K., Yamamoto, K., Makino, T. e Takahashi, T., 2022. Eficácia da hemostasia por eletrocoagulação: um estudo sobre a utilização óptima do modo de tensão muito baixa. *Surgical Endoscopy*, *36*(11), pp.8592-8599.

57.   Montalvo-Arias, D., 2020. Considerações periodontais em odontologia estética. *Reabilitação Oral Estética com Facetas: Um Guia para a Preparação do Tratamento e Conceitos Clínicos*, pp.67-92.

58.   Mijiritsky, E., 2021. *Implantação imediata na zona estética maxilar: resultados de duas décadas de investigação clínica* (Dissertação de doutoramento, Szegedi Tudomanyegyetem (Hungria)).

59.   Kolgeci, L., Mericske, E., Worni, A., Walker, P., Katsoulis, J. e Mericske-Stern, R., 2014. Complicações técnicas e falhas de próteses baseadas em zircónia

suportadas por implantes seguidas até 7 anos: uma série de casos. *Jornal Internacional de Prótese Dentária*, *27*(6).

60. Sailer, I., Mühlemann, S., Zwahlen, M., Hämmerle, C.H. e Schneider, D., 2012. Reconstruções com implantes cimentados e aparafusados: uma revisão sistemática das taxas de sobrevivência e de complicações. *Investigação clínica sobre implantes orais*, *23*, pp.163-201.

61. Cho, J.H., Çakmak, G., Choi, J., Lee, D., Yoon, H.I., Yilmaz, B. e Schimmel, M., 2024. Coroas posteriores suportadas por implantes concebidas por aprendizagem profunda: Avaliação da eficiência temporal, morfologia dentária, perfil de emergência, oclusão e contactos proximais. *Jornal de Medicina Dentária*, p.105142.

62. Tuna T, Kuhlmann L, Bishti S, Sirazitdinova E, Deserno T, Wolfart S. Remoção de biofilme simulado em diferentes desenhos de coroas de implantes com auxiliares de higiene oral interproximais: Um estudo in vitro. Clin Oral Implants Res 2019;30:627-636.

63. Lenz, U., Della Bona, Á., Henrique Tretto, P. e Bacchi, A., 2023. Resultados peri-implantares de pilares de cicatrização personalizados utilizando implantes imediatos: Uma revisão sistemática. *International Journal of Oral & Maxillofacial Implants*, *38*(5).

64. Jung RE, Zembic A, Pjetursson BE, Zwahlen M, Thoma DS. Revisão sistemática da taxa de sobrevivência e da incidência de complicações biológicas, técnicas e estéticas de coroas unitárias sobre implantes relatadas em estudos longitudinais com um acompanhamento médio de 5 anos. Clin Oral Implants Res.

2012;23:2-21. DOI: 10.1111/j.1600-0501.2012.02547.x

65.	Alramli, H.E.F., 2022. *Cicatrização submersa versus não submersa de implantes sujeitos a aumento de contorno* (tese de mestrado, Nova Southeastern University).

66.	Schubert, O., Schweiger, J., Stimmelmayr, M., Nold, E. e Güth, J.F., 2019. Planeamento digital de implantes e cirurgia guiada de implantes - fluxo de trabalho e fiabilidade. *British dental journal, 226*(2), pp.101-108.

67.	Froum, S.J. e Khouly, I., 2017. Taxas de sobrevivência e alterações no nível do osso e dos tecidos moles em torno de implantes dentários de uma peça colocados com um protocolo sem retalho ou com retalho: Resultados de 8,5 anos. *Revista Internacional de Periodontia e Medicina Dentária Restauradora, 37*(3).

68.	Lin, C.C., Wu, C.Z., Huang, M.S., Huang, C.F., Cheng, H.C. e Wang, D.P., 2020. Fluxo de trabalho totalmente digital para planeamento de cirurgia de implantes guiada por estática: um estudo prospetivo de precisão. *Jornal de Medicina Clínica, 9*(4), p.980.

69.	Joda, T., Ferrari, M., Bragger, U. e Zitzmann, N.U., 2018. Medidas de resultados relatados pelo paciente (PROMs) de coroas posteriores de implante único usando fluxos de trabalho digitais: Um estudo controlado randomizado com um acompanhamento de três anos. *Investigação clínica sobre implantes orais, 29*(9), pp.954-961.

70.	Salman, A., Thacker, S., Rubin, S., Dhingra, A., Ioannidou, E. e Schincaglia, G.P., 2019. Carga imediata versus carga retardada de overdentures mandibulares retidas por implantes: um acompanhamento de 60 meses de um ensaio clínico randomizado. *Jornal de Periodontologia Clínica, 46*(8), pp.863-871.

71.   Haddadi, Y., Bahrami, G. e Isidor, F., 2019. Precisão das coroas com base na digitalização intra-oral em comparação com a impressão convencional - um estudo clínico aleatório de boca dividida. *Clinical Oral Investigations, 23*, pp.4043-4050.

72.   Gehrke, P., Hartjen, P., Smeets, R., Gosau, M., Peters, U., Beikler, T., Fischer, C., Stolzer, C., Geis-Gerstorfer, J., Weigl, P. e Schäfer, S., 2021. Adaptação marginal e fuga microbiana em conexões protéticas conométricas para coroas unitárias suportadas por implantes: uma investigação in vitro. *Revista internacional de ciências moleculares, 22*(2), p.881.

73.   Martin, W.C., Pollini, A. e Morton, D., 2014. A influência dos procedimentos restauradores nos resultados estéticos em implantologia dentária: uma revisão sistemática. *Jornal Internacional de Implantes Orais e Maxilofaciais, 29.*

74.   Sicilia -Felechosa, A., Pereira-Fernández, A., García-Lareu, J., Bernardo-González, J., Sicilia-Blanco, P. e Cuesta-Fernández, I., 2020. Colocação imediata de implantes sem retalho e provisionalização em pacientes periodontais: Um estudo retrospetivo consecutivo de séries de casos de locais de um único dente com defeitos ósseos do tipo deiscência. *Investigação clínica sobre implantes orais, 31*(3), pp.229-238.

75.   Alshiddi , I.F. e Dent, D.C., 2015. Registo preciso dos tecidos moles peri-implantares para criar um perfil de emergência ideal. *Dentisteria Clínica Contemporânea, 6* (Suplemento 1), pp.S122-S125.

76.   Kan, J.Y.K., Rungcharassaeng, K., Deflorian, M., Weinstein, T., Wang, H.L. e Testori, T., 2018. Colocação imediata de implantes e provisionalização de implantes unitários anteriores maxilares. *Periodontologia 2000, 77*(1), pp.197-212.

77.   Li, J., Chen, Z., Wang, M., Wang, H.L. e Yu, H., 2019. Alterações dinâmicas do tecido mole peri-implantar após a remoção da restauração provisória durante um exame intraoral digital. *Jornal de Medicina Dentária Protética, 122*(3), pp.288-294.

78.   Lazić, V., Todorović, A., Djordjević, I., Milošević, N., Popović, D. e Miletić, A., 2015. Contorno do perfil de emergência do tecido mole peri-implantar por provisórios sobre implantes-Relatório de caso. *Serbian Dental Journal/Stomatološki Glasnik Srbije, 62*(4).

79.   Naoum, G.E., Oladeru, O.T., Niemierko, A., Salama, L., Winograd, J., Colwell, A., Arafat, W.O., Smith, B., Ho, A. e Taghian, A.G., 2020. Tipo de reconstrução mamária ideal para pacientes tratadas com quimioterapia neoadjuvante, mastectomia seguida de radioterapia. *Investigação e Tratamento do Cancro da Mama, 183*, pp.127-136.

80.   Bressan, E., Grusovin, M.G., D'Avenia, F., Neumann, K., Sbricoli, L., Luongo, G. e Esposito, M., 2017. A influência de alterações repetidas do pilar na estabilidade do tecido peri-implantar: resultados pós-carregamento de 3 anos de um ensaio controlado aleatório multicêntrico. *Eur J Oral Implantol, 10*(4), pp.373-390.

81.   Lambodharan, R. e Balaji, V.R., 2015. Regeneração da papila interdental em torno de implantes: Uma nova técnica de janela (2 anos de acompanhamento). *Jornal de Farmácia e Ciências Bioalimentares, 7*(Suppl 2), pp.S815-S818.

82. Schoenbaum, T.R. e Alawie, S., 2019. Perfil de emergência do pilar do implante e os seus efeitos nos tecidos peri-implantares. *Implantes na zona estética: Um Guia para o Tratamento do Paciente Parcialmente Edêntulo*, pp.235-246.

83. Kalina, E., Zadurska, M., Sobieska, E. e Górski, B., 2019. Relação entre o estado periodontal dos incisivos mandibulares e parâmetros cefalométricos selecionados: Resultados preliminares. *Jornal de Ortopedia Orofacial*, *80*(3), p.107.

84. Sadowsky, S.J., Fitzpatrick, B. e Curtis, D.A., 2015. Critérios baseados em evidências para o planeamento do tratamento diferencial de restaurações de implantes para o paciente edêntulo maxilar. *Jornal de Prostodontia sobre Implantes Dentários*, pp.87-102.

85. Biniraj , K.R., Sagir, M., Thankaraj, V.T.R. e Koshy, E., 2011. Reduzir o rácio branco-rosa para uma melhor estética - uma abordagem de tratamento perio-restaurador para gerir o sorriso gengival de dentes periodontalmente comprometidos. *Jornal Internacional de Ciências Clínicas Dentárias*, *2*(2).

86. Zhang, J., Wang, J., Dong, S., Yu, X. e Han, B., 2019. Uma revisão do progresso atual e da aplicação do concreto impresso em 3D. *Compósitos Parte A: Ciência Aplicada e Fabricação*, *125*, p.105533.

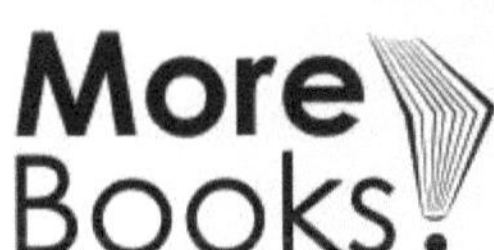

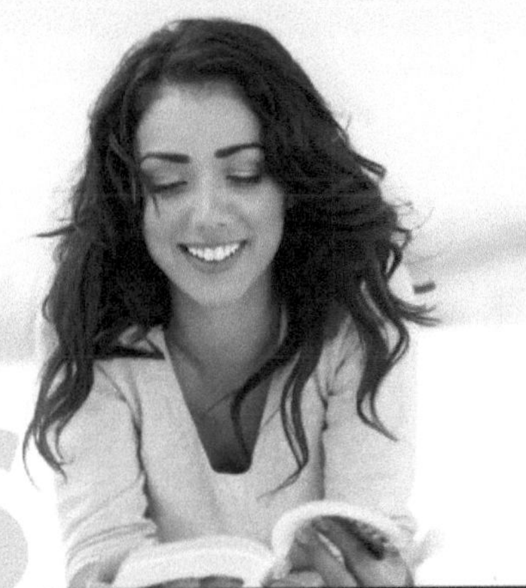

yes **I want** morebooks!

Buy your books fast and straightforward online - at one of world's fastest growing online book stores! Environmentally sound due to Print-on-Demand technologies.

Buy your books online at
www.morebooks.shop

Compre os seus livros mais rápido e diretamente na internet, em uma das livrarias on-line com o maior crescimento no mundo! Produção que protege o meio ambiente através das tecnologias de impressão sob demanda.

Compre os seus livros on-line em
www.morebooks.shop

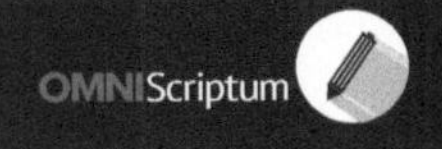